자연에서 건강하게 잘사는
한방 100세 건강법

자연에서 건강하게 잘사는

한방 100세 건강법

이중희(백초당한약품 대표) 지음

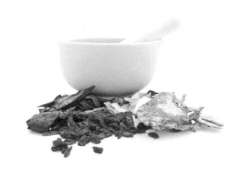

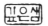

질병을 선제적으로 예방해
건강하고 행복하게 사는 법

사람이 살아가면서 무병하고 장수할 수만 있다면 이처럼 복이 어디 있겠는가. 식약동근(食藥同根)이라는 말이 있다. 이 이야기는 백 가지 음식에 백가지 약효가 있다는 뜻으로 음식의 소중함을 잘 나타낸 말이다.

서양의학의 시조라는 히포크라테스는 음식으로 치료하지 못하는 병은 약으로도 치료하기 어렵다고 설파했고, 치료를 위해 식품을 이용하여 훌륭한 약이 될 수 있다는 것을 깨우쳤다. 그러나 우리는 좋지 못한 습생으로 인해 많은 질병들을 가지고 있다. 아울러 사회가 점점 복잡다양해지면서 스트레스라는 아주 건강에 해로운 것을 항상 접하고 생활한다. 스트레스가 만병의 근원임이 밝혀지고 있지만 스트레스를 받지 않고 살아가는 사람은 별로 없을 것으로 본다. 그렇다고 해서 그냥 주의 없이 놔두거나, 스트레스를 푼다고 몸에 더 해로운 방법을 이용한다면 질병을 부르게 되는 것이 자명하다. 그러므로 마음 편히 살아가면 좋지만 그렇지 못한 경우가 많은 우리로서는 질병에 선제적으로 예방하는 방법에 최선을 다해야 한다. 누구나 자신의 건강은 자신이 책임을 져야 하기 때문이다.

이 책을 읽어보니 참으로 우리가 알면 좋을 내용들이 많다. 우리 몸에 전조증상이 나타나기 전에 준비를 해야 하는 방법을 일목요연하게 잘 정리해 놓으면서도 각종 생활 주변의 한약재나 좋은 식품, 건강관리 등도 꼼꼼히 빠뜨리지 않고 소개하고 있어 가정에 한 권씩 놓고 편안하게 읽어보면서 가정상비책으로 활용하면 그지없이 좋을 내용들이다.

평생을 바쁘게 살아가는 것을 뻔히 알지만 그 와중에도 이렇게 책까지 출간하게 되었다는 사실을 알고 한편으로는 놀랍고 한편으로는 자신이 태어나기 전보다 조금이라도 나은 세상을 만들어놓고 가는 것이 바로 성공이라고 본다.

저자는 수십 년간에 걸쳐 모은 동양의학 자료와 한약재 시장에서 몸소 터득한 지식들을 모두 이 책에 쏟아 부었다.

무릇 지식이 승(承)한 사람은 교만한 곡학아세(曲學阿世)로 넘쳐나고, 경험이 옅은 사람은 대책 없는 사이비(似而非)로 빠지기 십상이다. 늘 이박사의 글에선 적당한 지적 숙련과 소탈한 문체의 단아함이 살아 있다. 행동하지 않으면 아무 일도 일어나지 않는다. 어제와 오늘의 행동이 똑같은데 어찌 내일이 바뀌겠는가. 저자의 그 넉

넉하고도 성실한 생활태도가 책 속에 그득히 담겨 있는 것 같아 잘 빚은 포도주마냥 그윽하고 향기롭게 다가온다.

　이 책의 모든 지식은 당신이 행동하고 실천하지 않는다면 그저 흰 종이 위에서 춤을 추는 검은 지렁이들에 불과하다. 저자를 40여 년 옆에서 지켜보았지만 변함없는 신념의 바탕 위에 최선을 다한 노력을 쏟아 부으며 주위로부터 존경과 믿음이 확고해 타의 모범이 되었기에 여러 사람으로부터 존경을 받을 것이다. 이 세상에 고통 없는 성공 없고 노력 없는 성공은 없는 법이다.

부경보건고등학교 설립자

一草　權聖泰

건강하게 살기를 원하는 이들에게 전하는 동양의학 한방상식

필자는 한약을 전공했다는 것을 무한한 영광으로 생각하며 감히 내 인생을 바꿔놓았다고 해도 과언이 아니다.

사람은 당장을 잘 처신하는 것도 중요하지만 먼 앞날을 대비하는 것 또한 그에 못지 않게 중요하다고 본다. 나 또한 뼈 속까지 한약이 배어 있다. 이 세상 무엇 하나 저 홀로 이루어지지 않는다고 생각한다. 무한한 우주 속에서 찰나의 시간과 공간 속에 함께 머뭄의 인연을 소중히 생각하면서, 책은 인생이라는 긴 강을 건너는 지혜의 뗏목이라는 생각을 한다. 자신을 위해 살기보다 남을 위한 마음이 있어야 길을 바로 갈 수 있다. 그러기에 지혜의 보고인 뗏목을 없애선 안 된다. 나는 40여 년 동안 한약업을 하면서 후학 양성에 심혈을 기울이다 보니 건강에 대한 지식을 건강하게 살기를 원하는 사람들에게 전해주고 싶은 것이 많았다.

동양의학에 천학비재(淺學非才)함에도 책으로 몇 자 엮어 보았다. 현재 책을 펴내는 것이 조금은 두렵다. 많은 사람의 뭇매를 맞을까 두렵고 나의 책이 아무에게도 감동을 주지 못할까봐 두렵다. 그러나 남을 돕기 위해서 책 쓰기에 도전하는 것이다. 행동하지 않으면 아무 일도 일어나지 않는다. 어제와 오늘의 행동이 똑같은데 어찌 내일이 바뀌겠는가. 여러분들은 현실을 벗어나 자신의 삶을 사는 멋진 모습을 그리거나 세상에 선을 베풀며 남을 돕고 자아도 실현하는 모습을 그리고 있을지도 모른다. 하지만 배트맨의 말처럼 사람을 정의하는 것은 그 사람의 마음이 아니라 행동이다. 선한 마음을 가지고 있다 하더라도 실제 선한 행동을 하지 않는 사람은 선한 사람이라고 할 수 없다.

동양의학의 원조인 중국에서는 일찍이 신농황제(神農黃帝) 이래 약은 초근목피실자(草根木皮實子)로서 사람의 건강에 근본을 삼았다고 해 나온 말이 본초학(本草學)이며, 본초의 명저《본초강목(本草綱目)》은 중국 명나라 이시진(李時珍)이 집대성한 것이며, 한국에서는 조선 선조 때 의성 허준(許浚)이 어명으로 편찬한《동의보감(東醫寶鑑)》이 그 식의의 진가를 증명해주고 있다.

본 서는 전문적인 의학 치료나 연구 내용이 아닌 일반인들이 알아야 할 동양의학적인 한방상식들이다. 이 한 권의 책이 독자들의 가족과 인생에 가장 중요한 건강 문제에 조금이나마 도움이 되기를 바라는 마음 간절하다. 또한 독자 여러분들과 좋은 인연을 맺었다

고 생각하니 감회가 무량하기만 한다. 독자 여러분들의 멋진 인생
을 축하 드린다.

초여름 자연의 집에서 저자 이중희

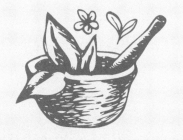

차례 Contents

1장
내 몸을 보하고 건강을 지키는 한약이야기

2장
몸에 좋은 음식이 건강보약이다

3장
이중희 박사의 생활건강 이야기

4장
면역을 잘하면 질병을 예방할 수 있다

5장
성인병, 원인을 알면 치유할 수 있다

6장
100세 건강을 위한 노년의 건강관리법

1장

내 몸을 보하고
건강을 지키는 한약이야기

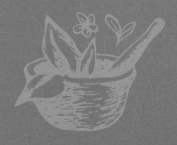

백초당한약품 이중희 박사의 40여 년 정성으로 우려낸
한약·음식·자연치유·동양의학으로 내 몸을 살리는
건강하게 행복해지는 100세 자연치유 한방건강법!

한약(韓藥)과 건강의 관계

한약은 자연이다. 자연(自然)은 스스로 이루어지는 것이며, 주변 환경과 조화를 이뤄야 비로소 생명이 존재하게 된다. 이처럼 한약은 자연의 조화를 다루는 약재이며 군, 신, 좌, 사(君臣佐使)가 따르는 특징을 가지고 있다. 원시시대부터 현재에 이르기까지 인류의 모든 환경과 문화는 수없이 변해왔지만 변함없이 인류가 인정하는 섭식의 가치는 '먹는 식료품은 자연물(自然物)이 최고'라는 인식이다. 이는 자연에서 생명을 이어가는 모든 동물들도 마찬가지로 야생동물은 자연 그대로 나는 것들을 먹으며 성장해왔다. 이러한 부분은 어느 누구도 부정할 수 없다.

2017년 〈국제신문〉의 한 기획기사에선 "서울의 한강 수질검사 결과를 조사해보니 항생제 수치가 많게는 500배나 높게 나타났다"고 소개하고 있다. 그 이유는 각 가정에서 먹다 남은 항생제를 포함한 자연에서 거를 수 없는 불용약(不用藥)이 너무 많아 이를 아무 곳에나 내버려 폐기하면서 하천으로 녹아내리면서 이 물이 지하수를 통해 한강으로 유입되었기 때문이라고 한다.

그 이후 대한약사회에서 불용약 수거운동을 펼쳐 2018년에는 10ton, 2019년에는 20ton 이상 수거해 폐기물로 처리시킨 경우가 있다. 일반 화학약품은 자연환경까지 엄청나게 오염시키고 있다는 것이 현실적으로 증명되고 있다.

이처럼 환경에 심각한 해를 끼치는 의약품에 비해 한약은 어떠한가. 한약재(韓藥材)로 쓰고 남은 찌꺼기를 과수원이나 화초에 퇴비로 재활용하면 모든 농작물의 품질도 좋아지고 병충해도 강해지며, 생산량도 증가하는 것을 육안으로도 확인할 수 있다.

한약의 과학적 근거는
유구한 역사적 근거가 증명해

———

한약을 바라보는 시각은 보는 사람에 따라 다소의 의견 차이는 있다. 예를 들어 우리들이 잘 알고 있는 인삼(人蔘)을 보면 인삼의 주성분이 사포닌이라고 하는데 현대과학에서 아직도 인삼의 모든 성분을 분석해내지 못하고 있고 아마 앞으로도 그럴 것이다. 눈에 보이는 성분만이 중요한 것이 아니다. 한약에는 기미(氣, 味) 모두 중요시한다. 비록 눈에 보이지 않지만 모든 것에는 기(氣)가 있다. 한 식물의 예를 보면, 칡은 한약명으로 갈근(葛根)이다. 갈근은 양지에서만 볼 수 있는 콩과 식물이며 다년생 한약자원이다. 갈근이라는 한약재는 전분 성분과 량(凉), 즉 청열(淸熱)과 해표약(解表藥)의 성질을 갖는 것이 바로 이 때문이다. 음지에서 자란 식물은 양기가 강하다. 즉 내 몸이 더우면 찬 곳을 찾는 것과 같은 이치다. 선인장은 고온 건조한 환경에서 자라서 그 성질은 서늘하고 습기가 많아 화상(火傷)을 입으면 화기와 탈수가 일어나는데 선인장이 그 어떠한 연고제보다 화기를 빨리 빠지게 해준다. 현대적 분석법도 좋지만 본래의 성질도 눈여겨보는 지혜가 필요하다. 근래에 한약의 과학화라는 말을 많이 사용하는데 본인은 이 말에 동의하지 못한다. 한약은 이미 충분히 과학적이기 때문이다. 현대의학에서 과학적 근거를 강조하지만 한약은 그보다 더 중요한 유구한 역사적 근거를 확보해놓고 있다.

반면에 얼마 전까지만 하더라도 처음에는 좋은 치료제로 각광을 받았던 스테로이드가 요즘 어떠한 취급을 당하고 있는가, 300년 이상 인체가 직접 여러 세대에 걸쳐 그 안전성을 검증받은 한약이 갖고 있는 역사적 근거의 중요성을 알 수 있다. 그래서 과학화라는 말 대신 객관화라는 말이 더 맞는 표현이다. 현대과학이 실체를 입증하지 못한다고 해서, 보이지 않는다고 해서 가치가 없는 것이 아니다. 육안으로 보이지 않은 가치도 인정해 줄 줄 알아야 한다.

한약재의 대표격인
녹용, 우황, 웅담, 사향, 녹각

❀

우리나라 사람들이 '한약' 하면 바로 떠올리는 약재가 녹용과 우황, 웅담, 사향, 녹각이다. 그만큼 한국인들에게 기력 충전 보약재나 고가의 자양강장제로 널리 애용되는 이들 한약재는 명성만큼이나 효과도 뛰어나 동물을 약재로 쓰는 한약재로는 이보다 더 좋은 한약재를 찾아보기 어렵다. 부모님의 기력 보강이나 몸을 보하는 한약으로 널리 알려진 웅담, 우황, 녹용, 사향, 녹각의 성분과 약효에 대해 동양의학적으로 좀 더 살펴보도록 하자.

녹용(鹿茸, Cervi parvum Cornu)이란 일반적으로 사슴의 뿔을 말한다. 큰사슴(馬鹿)의 각질화(角質化)가 되기 전의 연한 조직에 털이 골고루 덮여 있고 봄철에 탈락되기 전 또는 골질화되기 직전에 채취한 수컷의 뿔을 의미한다.

녹용의 성분은 따뜻하고 독이 없으며, 맛은 산(酸)미가 있고 함(鹹) 또는 신고(辛苦)이다. 녹용의 효능은 발육촉진(發育促進), 강장작용(强壯作用), 조혈작용(造血作用), 강심작용(强心作用)이 있다. 녹용에는 탄산암모늄, 교질 호르몬 및 무기질 등이 함유되어 있어 조혈기능을 자극하여 혈구의 생성을 늘린다. 또한 콘트로이친, 황산은 세포에 탄력을 주며 피부의 노화를 방지하는 작용을 한다. 심신의 기능을 활발하게 해주며, 골수세포를 늘리는 작용이 있는 것으로 실험결과에 보고된 바 있다.

현재 임상실험을 통해서도 효과가 뛰어나게 입증된 녹용의 놀라운 효능은 다음과 같다.

1. 간세포의 손상을 억제하고 회복을 촉진시키며, 간기능을 개선시킨다.
2. 인체의 면역기능이 왕성하여지고 피로에 대한 회복이 빨라진다.
3. 인슐린 함량을 조절해 당뇨치료에 효과적이다.
4. 정신력을 강하게 하여 항 스트레스 및 정력 개선에 효과적이다.
5. 신장기능의 허약을 개선한다.
6. 근육의 무력감과 탄력 저하, 골격의 약화 증상에 유효하다.
7. 신체 허약으로 인한 안색의 창백, 신경쇠약, 심계 항진 등에 효

과적이다.

8. 저혈압, 고혈압, 동맥경화에 효과적이다.

9. 뇌 조직 내의 단백질과 생합성을 증가시켜 항노화와 학습능력 개선효과 등의 효능이 있는 것으로 알려지고 있다.

10. 신경쇠약 및 병후 회복, 산후 회복 등에 치료효과가 뛰어 나다.

11. 허리와 무릎의 강골작용 및 골수세포를 높인다.

특히 녹용은 여성들의 만성적인 요통, 관절통, 골다공증 등의 유발을 억제하고 골절 유합을 촉진하며, 자궁출혈과 하혈예방, 불임증 등의 치료에도 좋다. 또한 스트레스로 인한 여성의 부정기출혈 등 생리장애치료에도 뛰어난 효과가 있다.

이밖에도 녹용은 어린이 성장발육 촉진과 식욕증진 및 골격의 발육부진을 개선하며, 뇌세포를 활성화시켜 지능지식의 발달에도 뛰어난 효과가 있는 것으로 입증되고 있다.

녹각(鹿角, Cervi Cornu)이란 녹용과의 전구물질은 비슷하며, 사슴과에 속하는 각종 사슴의 각질화된 뿔을 말한다.

녹각의 성분은 탄산칼슘, 콜라겐, 글루틴(단백질, 당, 지질의 혼합물), 인산칼슘, 콘드린(척추 잔류물), 마그네슘, 에스트리올, 포화탄소수소, 에스테르, 아미노산 등이 함유되어 있다. 약성은 온(溫)하고 무독(無毒)하며 맛은 함(鹹)하다.

녹각의 효능은 강장작용, 근골, 척수마비치료, 수삽작용, 새로운 육아조직 발육 등에 많이 쓰인다.

다음으로 한국인들의 보양한약재로 널리 애용하는 웅담(熊膽)에 대해 알아보자. 웅담이란 곰의 쓸개(膽囊)을 한약재로 쓴다. 불곰 또는 기타 근연동물의 담즙을 말린 것이다.

웅담의 성분은 담즙산(bile acid), 티우로콜로산, 글리코골산 등의 성분이 함유되어 있다. 약성은 담즙 분비 촉진제, 흥분제, 신경진통제로서 급성 질환, 소아병에 많이 쓰이는 한약재다. 대표적인 처방한약으로 기웅환이 있다.

우황(牛黃)이란 포유동물인 소, 영양, 산양 등의 동물류의 반추류의 담낭 속에 병적으로 생긴 응결물의 일종이며 담낭중에 생긴 결석이다.

우황의 성분은 빌리루빈(biliubin), 에르고스태롤, 비타민D 등의 성분이 함유되어 있다. 약성은 진경, 진정작용, 해열제, 혈압강화, 조혈작용, 진통제, 강심제로 많이 쓰인다.

사향이란 일종의 사향노루의 사향선을 건조시켜 얻는 분비물의 일종을 말한다.

사향의 성분은 무색의 기름 같은 무스콘(muscone)과 사향정으로 이루어져 있다.

약성은 성질이 따뜻하며 위장과 정신을 맑게 해 주어 강심제나 흥분제, 진경제 등으로 많이 쓰이고 있다. 발정기의 그것이므로 강장비약(精力劑)의 최고로 알려져 있다.

사향은 난쟁이 사향노루, 산사향노루, 사향노루 수컷의 사향선 분비물로써 그 내용물을 꺼내어 통풍이 잘되는 곳에서 음건(陰乾)하여 말려 꺼낸 것은 분말사향, 주머니 모양의 사향을 그대로 잘라 내어 말린 것을 주머니사향이라고 부른다.

여름철 삼복첩 시술로
겨울철 감기를 예방하는 법

동양의학에서는 미병(未病), 즉 병이 들지 않았을 때 미리 몸의 기를 다스려 질병으로부터 예방하는 것의 중요성을 강조해왔다. 동양의학 전공서적에는 평소 몸을 다스리는 각종 양생법, 기공법과 음식의 질병 예방 활용법에 대한 방법들이 두루 소개돼 있다.

우리나라 농경문화에서도 복날 삼계탕(蔘鷄湯)을 먹는 이유는 체력이 더 떨어지기 전에 양기(陽氣)를 보하기 위해서라는 이야기를 자주 들을 수 있다.

삼복첩은 다양한 한약을 갈아서 반죽한 뒤 인체의 경혈에 일정 시간 부착시키고 면역반응을 유도하는 치료를 의미한다. 이는 여름의 삼복에 시술하는 전통이 있어 지어진 이름이다. 전통적으로 한여름에 삼복첩을 시술해 몸에 면역반응을 유도함으로서 겨울철의 각종 호흡기 질환을 예방하는 것이다. 한마디로 겨울의 병을 여름에 미리 치료한다는 동병하치(冬病夏治) 개념이다.

삼복첩치료는 1695년 청나라에서 간행된 종합 의학책인《장씨의통(張氏醫通)》에 의해 처음 소개되었다. 그 내용에는 한여름 삼복날에 백개자(白芥子)를 혈 위에 붙이는 방법을 사용하는데, 좋은 효과가 있다는 것이었다.

삼복첩은 일반적으로 경혈에 붙이고 4~6시간 경과한 뒤에 한약의 향기가 약해지면 제거하는 방법이다. 10일 간격으로 도포하고, 위와 같이 세 번 하고 나면 질병의 근본이 제거된다고 언급돼 있다.

수개월 뒤의 겨울철에 감기와 기관지 질환 예방효과가 있다는 말은 다소 의아스러운 측면이 있을 것이다. 중국과 대만에서는 한여름에 삼복첩 시술을 받는 것이 연례행사처럼 대중화돼 있다. 특히 중국에서는 해마다 50편 이상의 임상연구가 쏟아져 나온다고 한다. 삼복첩으로 겨울에 예방하고자 하는 질환은 감기, 기관지천식, 독감 같은 호흡기 질환 등이다. 그 외 겨울에 위장 질환이 심해지는 경우에도 활용을 한다. 삼복첩의 부착 시간은 약재 종류에 따라 다소간 차이가 있지만, 성인의 경우 통상 4~6시간 부착하는 것이 원칙이다. 피부가 민감한 사람이나 어린이는 수포가 생기는 것을 방지하기 위해 2시간 정도 부착한다. 물론 피부 자극반응이 심하면 즉시 제거해야 한다.

귀(耳)를 통한
몸과 마음을 밝히는 굴뚝효과

🍃

귀의 굴뚝효과를 접하게 된 고객 중 76.3%는 이전에 오랜 시간 병원과 약물의 도움을 받아본 경험이 있다고 대답하였다. 귀의 굴뚝효과는 아래와 같다.

첫째, 머리가 맑아지는 기분이 듦.

둘째, 귀에 뜸을 뜨고 난 뒤 잠이 잘 온다고 호소함.

셋째, 에어캔들의 일종, 차별화된 시스템과 원리.

넷째, 나만 듣는 소리, 나만 아는 괴로움이 호전됨.

다섯째, 현대인들을 살리는 선조들의 지혜, 귀를 통해 진정한 휴식을 찾음.

여섯째, 정신적인 스트레스 감소.

일곱째, 난청과 이명이 동시에 호전됨.

굴뚝효과의 장점은 귀를 통한 노폐물 배출효과가 있고, 인체에 이로운 한약재의 영향을 직접 공급하는 효과가 있다. 또한 귀 마사지를 통한 힐링효과와 경계의 진정과 안정(이완작용)효과도 탁월하다.

굴뚝효과의 약리작용은 굴뚝효과의 감압으로 인해 귓속에서 오래되고 정체된 공기를 순환시켜 굴뚝 현상을 만든다. 한약재 원료들의 배합은 귀속 깊이 전달되어 미세하고 예민한 변화의 차이가 귀와 머리를 통해 놀라운 결과를 가져온다. 노폐물이 함께 기화되어 배출된다. 귀 봉의 내부의 벽에 부착되거나 고체로 변한다. 귀 봉의 체험을 반복하면서 노폐물의 양이 줄어드는 것을 확인할 수 있다.

귀 봉의 원료의 성분들은 기화되면서 감압작용에 의해 귀속과 귀에 관련한 피부조직에 스며들어 뜸의 효과를 증가시킨다. 온도의 변화는 귀속 피부에 전달되어 귀를 지나는 여러 신경조직에 관여한다. 귀를 통해 앞면의 오관(五官)과 귀속신경과 인접한 뇌신경은 척수신경을 통하는 뒷간에 밀집되어 있어서 귀 뜸을 태우면 높아진 온도의 대류현상과 음압상태의 영향으로 귀 주변 조직 내의 정체된 물질이 기화되어 귀 뜸을 통해 바깥으로 배출된다. 귀 뜸이 궁금한 독자분들은 백초당한약품(051.335.1239)으로 문의하시면 된다.

사상 체질의 특징과 그에 맞는 음식

태양인	태음인
체구가 크고 목덜미가 발달한 반면, 허리와 다리가 약하다. 판단력, 진취성이 강한 반면 계획성이 적고 대담하지 못하며 그 수가 매우 적어 체질 감별이 상당히 어렵다. 소변을 못 보면 중병이 되기 쉽다.	허리가 굵고 발달한 반면 목과 머리가 약하고 호흡기가 약하다. 숨이 잘 차고 수분 신진대사가 좋지 못하여 습독으로 인한 병이 많이 생긴다. 머리가 좋고 위엄이 있어서 정치가, 사업가, 학자 등이 많으며 골격이 크고 피부가 약하며 심장병, 고혈압 등 성인병이 잘 생긴다. 약간 땀을 흘리는 것이 좋다.
육류는 별로 좋지 않고 모든 생선, 조개류와 게, 생굴, 문어, 오징어 등 해물이 좋다. 다래, 머루, 포도, 감, 앵두, 채소류는 모두 좋고, 모밀이 특히 좋으며 지방질이 적은 음식이 좋다.	쇠고기류는 모두 좋으며 육회, 곰탕, 설렁탕, 우유, 버터, 조기, 명태, 민어, 오징어, 자두, 살구, 밤, 은행, 호도, 잣, 무, 도라지, 고사리, 연근, 토란, 호박, 버섯, 콩, 밀, 율무, 콩나물 등 단백질이 많은 것이 좋다.

소양인	소음인
체구가 작고 흉부가 발달하고 허리가 약하여 민첩하고 소화력이 강한 반면 생식력이 약하며, 머리가 좋고 나서기를 좋아하여 매사에 흥분하기 쉽고 집안일이나 자신의 일에 소홀하기 쉽다. 비·위장에 열이 많아서 찬 음식과 냉수를 좋아하며 대변을 못 보면 병이 되기 쉽다	체구가 작은 편이고 흉곽에 비해 골반이 발달되어 있고 소화기가 약한 반면 신장 자궁 계통이 발달되어 있다. 두뇌가 명석하고 꼼꼼하며 매사에 치밀하니 너무 세심하여 신경성 질환이 많으며 불안, 초조, 불면, 소화불량 등이 많이 생기고, 설사나 땀을 흘리면 중병이 되기 쉽다.
돼지고기, 오리고기, 오징어, 가물치, 북어, 문어, 우렁이, 조개, 해삼, 전복 등 참외, 딸기, 배, 미나리, 오이, 가지, 배추, 상추, 바나나, 토마토, 배, 현미, 보리, 감자, 녹두, 메조 등이 좋다.	쇠고기, 닭고기, 치즈, 토끼고기, 양젖, 명태, 굴비, 뱀장어, 미꾸라지, 가자미, 미역, 김, 귤, 복숭아, 대추, 시금치, 무, 생강, 들깨, 상치, 당근, 쑥, 현미, 찹쌀, 옥수수 등이 좋다.

간기능 보호 한약재들

동양의학계는 그동안 한약재의 안전성과 독성문제를 규명하기 위해 다양한 노력을 기울여왔다. 일본이나 중국에서는 서양의사들이 한약을 가지고 문제 삼는 경우가 없다. 왜, 전공분야가 아니기 때문이다. 하지만 유독 우리나라에서만 한약재의 성능 여부를 놓고 왈가왈부한다. 한 한방병원이 입원환자를 대상으로 한약 복용과 환자 간 수치를 비교 분석한 연구결과를 보면 한약을 복용 중인 입원환자 152명을 대상으로 혈액 내 생화학적 수치 변화를 확인한 결과 오히려 간기능과 신장기능 회복에 많은 도움이 됐다는 통계데이터를 제시한 적이 있다. 여기에는 간기능 회복에 많이 쓰이는 청피, 백화사설초, 영지, 운지, 금은화 등이 간세포 면역력을 높이고 바이러스를 억제하는 기능을 지녔기 때문이다. 이러한 한약재 이외에도 오미자, 작약, 패장초, 인진초 등 간세포 재생을 촉진시킬 한약재들을 조합해 항체 생성과 간세포 섬유화를 억제해 간경변증으로의 전변 또한 예방이 가능했다.

2006년 대한한의학회 주최 학술대회에서 발표한 한약 복용이 간 기능에 미치는 영향에 대한 임상연구(윤영주, 현 한국한의학연구원 선임연구원) 논문을 살펴보면 한약을 복용한 204명의 환자를 대상으로 음주, 건·담도 질환 과거력, 양약과 복합 투여, BMI(신체비만지수), 건강상태, 부작용 등을 조사한 결과 한약과 독성간염(일반적으로 AST나 ALT 등 어느 한 가지가 정상 상한치의 2배 이상 증가한 경우)이 무관한 것으로 나타났다. 그런데도 한약을 복용하면 간 손상을 일으킨다는 일반인의 인식이 교정되지 않고 있다. 동양의학계의 연구 활동과 안전성에 대한 노력이 국민적 이해와 공감을 충분히 얻지 못하고 있다는 방증이 아닐 수 없다.

현재 동양의학계에서 상용하는 한약재 대부분은 생화학 검사 결과 무독한 것으로 밝혀졌다. 그러나 부자, 반하, 남성, 청목향 등 일부 한약재가 간 수치를 높이지만 법제 과정을 철저히 거친 경우는 독성을 제거하고 다른 한약재와 같이 쓰므로 중화작용이 충분하다. 마찬가지로 독성이 있는 다른 한약재도 대한약전에 기록된 포제를 하므로 안전하게 사용하고 있다. 문제는 전문가의 도움 없이 민간약으로 임의로 사용하다가 간 독성을 일으킨 경우가 간혹 있다는 것이다. 구전에 의하면 옛날부터 잘 알려진 인진쑥도 간에 좋다며 민간약으로 많이 써왔다고 한다. 하지만 간에 좋다고 알려진 인삼도 간열증이 있는 사람은 좋지 않고, 인진초도 간과 담에 노폐물이 낀 간담습열자의 경우에만 도움이 되며 간허증에는 부작용이 생길 수 있다. 대부분의 한약재는 탕제로 먹기 때문에 중화제 역할을 잘하고 있으므로 한약재의 독성물질에 대한 국민적 오해가 하루빨리 종식되도록 동양의학을 전공한 자들은 명확한 근거자료를 지속적으로 제시하고 대국민 홍보활동에 적극 나서야 한다. 그래야만 한약의 국민적 오해를 종식시킬 수 있다.

오미자(五味子)
– 갈증과 기침치료의 특효약

오미자란 여러 가지 맛을 고루 갖춘 씨라는 뜻이며, 약리에는 대뇌피질흥분작용, 혈압강하작용, 거담진해작용, 호흡흥분작용이 있다. 강심효과가 나타나고, 당 대사 촉진과 간장 내에서 당원 분해에 관여하며 세포면역기능의 증강작용이 있고 시력 증대, 시야 확대작용도 나타난다.

오미자의 산(酸)한 맛은 체액을 혈관 쪽으로 이동시킨다는 의미이며, 온(溫)한 성질은 혈관을 확장시킨다는 뜻이다. 따라서 오미자는 혈관을 확장시키는 작용과 체액을 혈관 쪽으로 이동시키는 데 이런 작용은 주로 폐와 위에서 이루어진다.

더운 여름에 땀을 흘리는 것은 당연한 일이지만, 지나치게 많은 땀을 흘리는 것은 문제다. 이런 증세를 망양증이라 하는데, 양기를 잃어버리는 증세라는 뜻이다. 이럴 경우 오미자로 차를 만들어 마

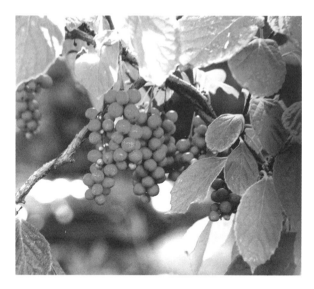

오미자

시면 좋다. 오미자는 갈증과 기침치료에 효과가 있기 때문이다.

오미자는 목련과에 속하는 관목인데 그 열매가 달고, 시고, 쓰고, 맵고, 짠 맛을 고루 갖추고 있다 해서 이런 이름을 갖게 되었다. 오미자는 한자로 감, 산, 고, 신, 함(甘酸苦辛鹹) 등이며, 오미자는 이 가운데 신맛 즉, 산미가 가장 강하다. 신맛을 내는 말산과 사과산, 타르타르산을 많이 함유하고 있기 때문이라고 한다. 신맛을 가진 식품은 기운이 몸 밖으로 빠져나가는 것을 막고 땀샘을 조절하는 작용을 한다고 한다.

오미자는 갈증과 기침치료 외에도 강장작용이 있고 심장활동을 도와서 혈압을 조절하는 효과도 있다. 이밖에 급성황달형전염성간염에도 좋다는 임상결과도 보고되었다. 오미자는 여러 가지 맛만큼이나 많은 효능이 있는 한약재인 셈이다. 오미자를 이용한 음식으로는 오미자 응이와 오미자차가 대표적인데, 전자는 오미자즙에 녹두가루를 가라앉혀 만든 녹말을 넣고 끓이는 것이고 후자는 오미자를 넣고 끓인 후 설탕이나 꿀을 가미하여 마신다.

복령(茯苓)
- 심신을 안정시키는 신장에 좋은 약재

❧

　복령에 얽힌 옛날이야기가 복령의 오묘한 약효를 더욱 선명하게 보여준다. 아주 옛날 어느 마을에 한 관리가 살았는데, 그에게 소령(小玲)이라는 딸이 있었다. 그 집에는 소복(小伏)이라는 남자 하인이 한 명 있어 두 사람은 서로를 깊이 사랑하게 되었다. 소령의 아버지가 딸을 부잣집 아들과 혼인시키기로 결정한 것을 눈치챈 소령과 소복은 한밤중에 도망을 쳐 어느 작은 마을에 이르게 되었다. 그러나 소령은 추위에 지치고 병이 들어 그만 자리에 드러눕고 말았다. 그러던 어느 날 소복은 약초와 먹을 것을 구하기 위해 활을 메고 산으로 들어갔는데, 마침 산에서 토끼 한 마리를 발견하고 활을 쏘아 토끼 뒷다리를 맞혔다. 토끼는 다친 다리를 끌고 한참을 달아나다가 소나무 곁에 이르는가 싶더니 어느새 온데간데없이 사라지고 화살만 남아 있는 것이었다. 소복이 화살을 집어들자 그곳에 시커먼

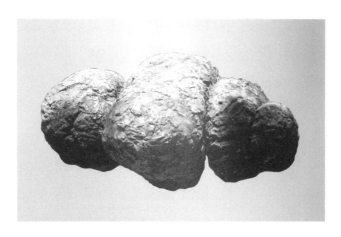

복령

구멍이 있었고 이것을 기이하게 여긴 소복이 그곳을 파보니 하얀 덩어리가 있어 그것을 끓여서 소령과 같이 나누어 먹었다. 그랬더니 그 다음날 소령은 몸이 가뿐해지게 되었다. 소복은 한참을 생각하던 차에 아마도 그 덩어리가 좋은 약이 되는 모양이라고 여겼다. 소복은 다음날 토끼를 쫓던 곳으로 다시 가서 하얀 덩어리를 다 캐와 그것을 소령에게 다려 먹였다. 과연 그 약은 풍습병(風濕病)에 효력이 있어 마침내 병이 다 낫게 되었다. 그 뒤로 이 약초는 소복과 소령이 처음 발견했다고 해서 복령이라고 부르게 되었다.

복령은 오래된 소나무를 베어낸 지 여러 해 지난 소나무 뿌리에 기생하여 혹처럼 크게 자란 균핵으로 옛날부터 오래 먹으면 신선이 되는 명약으로 이름이 높았다. 또한 오래 먹으면 몸이 가볍게 되어

늘지 않고 오래 살게 된다고 전해지며, 소변을 잘 나오게 하고 마음을 안정시키는 익기안신(益氣安神)작용이 있으며 세포대사작용을 촉진시키는 작용이 크다.

이와 관련하여 《동의보감》에는 복령에 대해 입맛을 좋게 하고 구역을 멈추며, 마음과 정신을 안정시키며, 폐위로 담이 막힌 것을 낫게 하며, 신장에 나쁜 기운을 몰아낸다고 했다. 수종과 임병(淋病)으로 오줌이 막힌 것을 잘 나오게 하며 소갈(消渴)을 멈추게 하고 건망증(健忘症)을 낫게 한다고 기록되어 있는 것도 참고할 만하다.

백복령 약물을 달인 물은 이뇨작용에 탁월한데, 건강한 사람에게는 나타나지 않는다. 혈당을 내리고, 알코올 추출물은 심장의 수축력을 증가시키며, 면역증강작용, 항종양작용이 있다.

은행
– 강장효과가 뛰어난 고급건강식품

은행나무는 열매가 맺기까지 수십 년이 걸리며 그 이후 1천 년이 지나도 계속 열매를 맺는다. 수명이 길기 때문에 장수하는 식품으로 여겨져 왔으며 여러 가지 병을 치료하는데 폭넓게 사용되고 있다. 은행은 맛이 달고 향기로우며 영양가가 높으므로 보약으로뿐 아니라 고급건강식품으로 널리 이용되고 있다. 은행에는 단백질, 당분, 녹말 등이 풍부하여 영양가와 그 효능이 매우 높다. 또한 모세혈관을 확장하고 튼튼히 하는 프라보노이드와 방향족옥시카르본산이 들어 있으므로 동맥경화, 고혈압, 관상동맥질병, 뇌혈전 등을 예방 치료할 수 있다. 아울러 은행에는 사포닌과 칼슘 등 여러 가지 성분들이 들어있어 폐를 튼튼히 하고 기침을 멈추며 뼈와 힘줄을 튼튼히 하는 효과가 뛰어나다. 예부터 강장, 강정의 묘약으로 알려져 성인들은 은행을 매일 1-5알씩 먹으면 정력 증강에 뛰어난 효과를 보

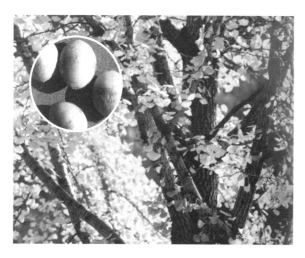

은행나무

인다고 하였으며, 소변을 자주 보거나 야뇨증인 어린이에게 은행을 구워서 먹이면 밤에 오줌 싸는 버릇이 없어진다. 또한 기관지의 병에도 놀라운 효과가 있으므로 기침이나 천식에는 설탕을 넣고 삶거나 구운 은행을 매일 먹도록 한다. 동양의학에서는 기름에 조린 은행이 폐결핵 치료제로 많이 쓰이기도 한다. 그러나 은행에는 알칼로이드라는 독성분이 들어 있기 때문에 한꺼번에 많이 먹으면 소화불량, 호흡 곤란, 구토 등의 증세를 나타내는 경우가 종종 있다. 복용법은 성인은 1일 10알, 어린이는 5알 이내가 적당하다. 날로 먹으면 독성이 강하므로 반드시 볶거나 익혀서 먹어야 한다.

각질부분의 뾰족한 쪽을 위로 해서 망치 등으로 두드려 깨서 껍질을 벗긴다. 얇은 속껍질은 프라이팬에 살짝 익혀 뜨거울 때 키친 타월 등으로 살살 문지르면 잘 벗겨진다. 껍질째 두면 산화하기 쉬우므로 껍질을 벗겨 냉동실에 보관한다. 은행을 고를 때는 껍질에 광택이 있고 빛깔이 하얀 것을 상품으로 인정한다.

익모초(益母草)
– 여성의 생리계통 질환에 잘 듣는 생약

익모초는 생리통에 달여 먹는다. 익모초는 성질이 차서 열을 풀어주며 피를 잘 돌도록 하여 나쁜 피를 없애주는 효능이 있다. 임상적으로 어혈(瘀血)로 인한 생리불순, 생리통 등 생리와 관계되는 여성 질환에 많이 쓰인다. 여성에게 유익한 한약재라는 '익모초'의 이름처럼 가정에서 손쉽게 생리통이나 손발이 찰 때 흔히 달여 먹는다. 익모초는 그 성질이 차기 때문에 생리통이 있더라도 뚱뚱하고 얼굴이 거무스름하고 생리 색이 검고 덩어리가 보이는 등 전반적으로 실한 여성이라면 평범하게 달여 먹는다. 그렇지만 생리통이 있더라도 얼굴이 희면서 생리혈이 묽거나 양이 많은 허약하고 냉한 여성에게는 적합하지 않다. 장기복용하면 배가 찬 여성은 배가 더 차게 되어 오히려 해가 될 수 있다. 배가 냉한 여성들은 전문가의 도움을 받아서 복용하는 것이 지혜로운 방법이다.

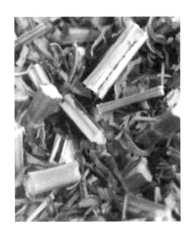

익모초

익모초는 신맛과 쓴맛, 미한(微寒)한 맛을 낸다. 맛이 신 것은 혈관을 열 수 있다는 뜻이며, 미고(微苦)는 체액을 혈관 쪽으로 약하게 이동시킬 수 있다는 의미이다. 미한한 성질은 혈관을 약하게 수축시킬 수 있다는 뜻이다. 소수해독(消水解毒)은 조직액이 저류된 것을 해소하여 병리적인 산물과 노폐물을 제거한다는 뜻이다. 선자해서(鮮者解署)는 여름에 과다한 양의 체액이 체표로 이동하게 되면 소화 흡수력이 떨어지는데, 이때 신선한 익모초는 체액을 보충하는 동시에 소화기관의 혈액 순환을 촉진시킬 수 있다는 의미이다. 익모초의 약리에는 자궁에 직접 흥분작용을 나타내고 심혈성 폐내 혈전에 일정한 용해작용을 한다. 심장과 관상동맥의 혈류량을 증가시키고 호흡흥분작용, 이뇨작용, 피부진균억제작용을 한다.

갈근(葛根)
- 혈관확장작용이 뛰어난 덩굴식물

❧

칡은 한자로는 갈(葛)이라고 하는데 우리나라 전역에 널리 분포하며 주로 양지식물에 포함되며 관심만 있으면 쉽게 채집할 수 있는 콩과에 속한 다년생 덩굴식물이다. 열매[葛穀], 꽃[葛花], 잎[葛葉], 덩굴줄기[葛蔓], 뿌리[葛根] 등이 모두 한약재로 다양하게 사용되고 있다. 제일 많이 쓰이는 부분이 뿌리부분인 갈근을 사용하는데, 뿌리가 크고 육질이 풍부하며 전분 성분이 다량 함유한 것을 상품으로 취급한다.

《동의보감》에 의하면 갈근은 감기몸살, 두통, 근육을 풀어주고 피부를 열어 땀을 나게 하며, 주독(酒毒)을 풀어주고 , 갈증과 식체를 내리는 효능이 있으며, 그 성질이 단맛이 나고 차가운 위(胃)의 경락의 열을 내려준다고 하였다.

갈근은 단맛이 있으며 달다는 것은 에너지원을 함유하고 있다는

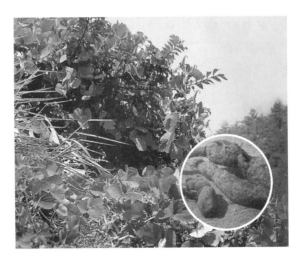

갈근

의미이다. 고미(苦味)는 체액을 혈관 쪽으로 이동시킬 수 있고 평한 성질은 혈관의 수축과 확장에는 관여하지 않는다. 갈근의 주성분인 플라보노이드는 관상동맥의 확장작용을 하고 뇌하수체후엽에서 발생한 관상동맥경련을 막아주며, 심장근육의 산소 소모량을 줄이고, 혈소판의 응집을 억제시킨다. 아울러 뇌혈관 개선작용이 있어서 두통과 목덜미가 뻣뻣한 증상을 개선시킨다. 달인 물은 혈압강하작용이 있고 가루는 피부혈관확장작용이 있어서 해열하고 호흡운동을 증가시키며 수분의 배설을 증가시켜 체온을 내리는 동시에 혈당강하작용과 경련완화작용이 있다.

불로장생의 영약인 인삼과 산삼

'만수무강의 영약'이라는 인삼의 효능이 하나 둘 밝혀지고, 현대의학의 지속적인 연구로 그 놀라운 성분까지 속속 드러나면서 인삼의 신비한 약효는 과학적으로도 충분히 입증이 된 셈이다. 그 중에서도 전 세계적으로 가장 우수한 약리 성분을 갖춘 인삼은 바로 우리나라에서 자생되는 인삼이다. 옛날부터 우리의 이웃나라인 중국은 상고시대부터 백제, 신라, 고려의 인삼을 숭상해 왔으며 우리 인삼의 우수함을 인정하고 있다.

세계 의학계의 지대한 관심 속에 '고려인삼'으로 명명되는 우리나라 인삼은 그 효능이나 약리적인 우수성이 널리 알려진 자랑스런 명품이다. 하지만 인삼이 워낙 탁월하고 신령스러운 약이다 보니 인삼의 모든 것을 밝혀 내는 데는 현대희학이 풀어야 할 과제가 한두 가지가 아니다. 우리는 일상생활에서 체험을 통해 얻은 인삼의 효능을 나름대로 이야기하거나 연구한 대로 풀이하여 그야말로 영약 또는 신약(神藥)이라고들 말한다.

정확하게 인삼이 어떤 식물인지를 살펴보면 다음과 같다.

인삼은 오갈피 나무과의 다년생 식물로서 북위 30도에서 48도 지역, 즉 중국 북부, 한반도, 소련 연해주, 캐나다, 미국 북부지방에 자생하는 식물로 세계 각국이 영약으로 여겨 재배하고 있는데, 그 중에서도 우리나라의 인삼이 가장 품질이 우수하여 한국은 인삼의 주산지요, 종주국으로 알려져 왔다.

인삼의 여러 가지 효과를 다 논할 수는 없고 문헌에 기록된 인삼의 효능을 간략하게 살펴보고자 한다.

옛 문헌들은 인삼의 효능에 관해서 '인삼미감보원기지갈생율조영위蔘味甘補元氣渴生律調榮衛'라고 기록하고 있다. 다시 말해서 인삼은 원기를 크게 보하고 폐를 튼튼히 하며, 비장을 좋게 하고 심장을 편안하게 하며, 원기가 없어 땀이 나고 손과 발이 차가울 때 쓰인다는 것이다. 즉, 환자의 피가 많이 모자랄 때나 허탈상태로 구급을 요할 경우에 더욱더 뚜렷한 효과를 나타낸다는 뜻이다. 이밖에도 인삼이 쓰이는 용도는 무궁무진해서 이번 장에서 다 언급하기도 힘들 정도다. 다만 인삼의 효과를 가장 잘 보는 몸의 상태에 관해서 간단하게 언급하면 다음과 같다.

인삼은 호흡하기가 어려울 때 쓰면 호흡을 정상으로 회복시켜 주며, 비장과 위장의 기능이 허약하거나 권태가 자주 오고 식욕이 부

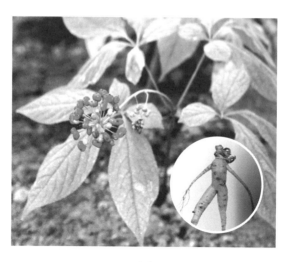

인삼

진할 때도 긴요하게 쓰인다. 심한 갈증과 체액이 모자랄 경우에도 사용하며, 마음이 불안정하고 가슴이 두근두근할 때와 잠을 이루지 못하며 심히 허약할 때 장복한다. 또한 중병 환자의 원기 부족과 정력을 돋구어주고 혈맥이 잘 통하게 하며, 오래 먹으면 몸이 가볍고 건강하게 산다고 한다. 이밖에도 탈항증에 탁월한 효과가 있다고 한다.

이처럼 놀라운 효능을 지닌 명약이다 보니 남녀노소 할 것 없이 누구나 복용하려 하지만 몇 가지 증상을 보이는 사람들에게는 '인삼'이 의외로 독이 될 수도 있다. 그런 사람들은 유감스럽지만 인삼을 먹지 않는 것이 좋다. 고도의 발열성 외감열이나 결핵성 해소, 각

혈을 앓는 사람들은 인삼을 먹지 말아야 하며, 아주 극소수이긴 하나 기질에 따라 역효과가 일어날 수도 있으니 이런 경우는 전문가의 자문을 받아야 한다.

다음으로 한약재 중 가장 비싼 약재로 꼽히는 산삼에 대해서 얘기해 보도록 하자.

얼마 전 텔레비전을 통해 '산삼 경매'에 관한 뉴스가 방송으로 나간 적이 있었다. 적게는 수백만 원에서 많게는 몇 억대를 호가하는 산삼의 가격도 놀라웠지만, 예전에 심마니들로부터 은밀한 거래가 이루어지던 산삼이 일반인들에게 손쉽게 유통된다는 것이 신기하기만 했다. 이 방송이 나간 직후 필자의 한약품으로 '값비싼 산삼을 어떻게 하면 구입할 수 있을지'을 문의해 오는 분들이 많았다. 그분들에게 이 지면을 빌어 양해를 구하며 산삼은 바로 알고 바로 써야 '신비의 영약'으로서의 효능을 백분 발휘할 수 있다고 말하고 싶다.

아직까지도 '산삼'은 신비에 쌓인 영약임에는 틀림이 없다. 산삼에 대하여 중국 고대의 유명한 의서인 《신농본초경》에서는 한약재 중 상지 상품을 인삼이라 했으며, 특히 그 중에서도 고려인삼을 제일 좋은 품종으로 기록했다(고대에는 인삼이 산삼으로 인정되었다).

산삼이 나는 곳은 자기와 광채가 있고 하늘에는 서광이 비친다고 했다. 산삼은 동결된 토양 속에서 월동하며, 재배 인삼에 비교해 내한성이 강하다는 기록도 있다. 이는 산삼 체세포의 내용 성분의 농도가 높기 때문이다.

산삼의 번식 경로는 주로 그 씨앗을 따먹는 날짐승들의 대변을 통하여 번식되기 때문에 그 수가 많지는 않으며 자연 조건이 좋아야 6~7년 만에 꽃이 핀다. 처음에는 꽃이 피어도 두세 개의 씨앗이 생길 뿐이며, 생육 조건이 좋지 않은 곳에서는 20~30년이 되어야 겨우 꽃이 피는 정도이니 산삼은 종자부터 그 양이 적어 번식이 어려운 처지다. 이러한 환경에서 성장한 산삼 꽃의 종자는 새들이 따먹기 전에 산쥐와 들쥐들이 먼저 따먹는 경우가 많으므로 번식이 정말 어렵다. 조류들은 이빨이 없으므로 씨앗에 아무런 상처가 나지 않고 그대로 새의 내장을 거쳐 배설되지만, 산쥐들은 이빨로 상처를 내기 때문에 씨앗이 발아될 수 없다. 원래 새의 내장에서 염산 성분에 의해 껍질(파라핀)이 벗겨진 후 배설되었을 때 자연스럽게 발아되는 것이다.

시호(柴胡)
- 소간해독(疏肝解毒)의 대표약

시호는 산형과에 속한 다년생 초본인 시호의 뿌리를 건조한 것으로 한약재로 쓰며 봄과 가을에 채취한 것이 최상품으로 인정받는다.

중국 당나라 때 성이 호 씨인 진사가 있었는데 그의 집에 이만이라는 하인이 있었다. 어느 해 가을에 이만은 온병(溫病)에 걸렸다. 호 진사는 그가 병 때문에 일도 못하고 또 집안의 다른 사람에게 전염되는 것이 두려워 그를 떠나보냈다. 호 진사의 집에서 나온 이만은 온 몸이 추웠다 더웠다 하며 두 다리가 쑤셔 매 걸음마다 온 힘을 다해야 걸을 수 있었다. 갈증이 나고 배가 고파서 걸을 힘조차 없는 이만은 늪과 잡초가 우거진 사이에 드러누워 손으로 풀뿌리를 캐 먹었다. 이렇게 며칠 동안 계속 먹으니 주위의 풀을 다 먹게 되었다. 이만이 몸을 일으켜 세우려 시도해보니 몸에 힘이 생기는 것

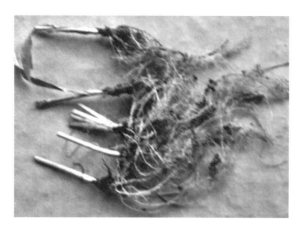

시호 뿌리

이 느껴졌다. 이만은 병에서 회복한 후 다시는 이런 병에 걸리지 않았다.

얼마 지나지 않아 호 진사의 아들도 온병에 걸렸다. 호 진사는 많은 의생을 청했지만 그 누구도 치료해내지 못했다. 결국 이만을 불러와 물어본 뒤 사람을 시켜 그 풀뿌리로 탕약을 달여 아들에게 며칠 동안 먹었더니 병이 나았다. 호 진사는 아주 기뻐하며 그 약초에 이름을 지어주려 했다. 시호는 원래 땔나무로 이용되었고 또 자기 성인 호자를 따서 시호란 이름을 지었다.

원전《신농본초경》에서는 시호(柴胡)란 시 자는 '땔나무, 땔감 장작을 태워서 하늘에 제사지내다'고 했다. 시호는 일종의 해열제로 많이 쓰이는 한약재다. 시호의 맛이 쓰다는 것은 체액을 혈관 쪽으로 이동시키는 힘이 강하다는 의미다. 시호에는 사포닌 성분이 강하므로 해열, 진정, 진통, 진해작용이 현저하며, 정유는 해열효과가 있다. 또한 항염증작용이 강하며, 간 손상에 보호작용이 현저하고 담즙 분비를 촉진시킨다. 지질대사를 활성화하여 고지혈증을 내리고 체액면역과 세포면역을 증강시키고 결핵균, 콜레라균, 인플루엔자 바이러스에 일정한 억제작용을 나타낸다.

현삼(玄蔘)

– 혈압 조절과 혈류 개선에 효과가 있는 야생초

현삼은 현삼과에 속하는 다년생 초본으로 줄기는 모가 지며 잎은 대생(對生)하여 잎자루가 있고 장란형 또는 난상피침형이며 잎 밑이 둥글거나 다소 일자형으로 끝에 날카로운 톱니가 있다. 꽃은 연한 황록색으로 7-9월에 피고 뿌리는 괴상으로 감자모양과 유사하다. 특이한 냄새가 있고 맛은 약간 단맛이 있으며 이후에는 조금 쓰다. 뿌리의 생근(生根)은 백색이지만 절단하면 즉시 흑색으로 변하는 특징을 가지고 있다.

이 뿌리를 동양의학에서는 귀중한 한약재로 쓰고 있다. 한국, 중국, 일본 등지에 분포되어 서식하고 있다. 우리나라에서는 경북지방에서 대량 생산된다. 현삼의 성분은 현삼소인 스크로폴라린과 피토스테롤, 피토스텐린, 당류, 지방산, 소량의 정유 등을 함유하고 있으며 〈면역학저널〉에서는 메칠갈레이트(면역세포의 한 종류)도 규명하

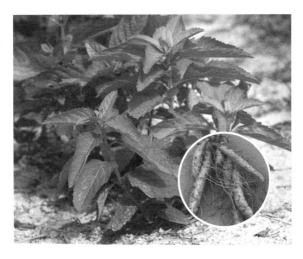

현삼

였다. 당분, 정유, 지방산도 함유하고 있다. 아울러 배당체인 하파기드를 함유하고 있어 가수분해하면 흑색물질로 급변하게 된다.

현삼의 효능은 강심, 해열, 혈압강하작용, 간세포보호작용, 뇌신경보호작용, 말초혈관확장작용, 국소혈액순환작용이 있다. 또한 소염약으로 쓰여 인후염, 편도선염, 결막염, 임파선염 등에 효과가 있고, 각종 열성병으로 인한 제증상을 경쾌하게 하여준다. 심장에 대하여 강심작용을 나타내며, 소량을 섭취하면 경미하게 혈압을 상승시키고 대량이면 경미하게 강하작용을 일으키게 된다.

중국의 격언에 '약보불여식보(藥補不如食補)'란 구절이 있는데 약을 아무리 먹어도 좋은 식사만은 못하다는 뜻이다. 중국인들은 약보다도 식사를 더욱더 귀중히 여겨 중국인의 정식이라고 하면 밥과 찬은 20여 종의 요리와 고기로 배를 불린다. 보통 식사시간은 3시간이라고 하니 가히 짐작할 만하다. 그런데 그 많은 요리 속에는 우리가 즐겨 쓰는 한약들이 많이 포함되어 있다. 약식동근(藥食同根)이라는 말이 있다. 백 가지 음식에 백 가지의 약효가 있다는 뜻으로 음식의 소중함을 잘 나타낸 말이다.

서양의학의 시조라는 히포크라테스는 음식으로 치료하지 못하는 병은 약으로도 치료하기 어렵다고 설파했고, 치료를 위해 식품을 이용하여 식품이 훌륭한 약이 될 수 있다는 것을 깨우쳤다. 동양의학에서는 이보다 훨씬 먼저 병을 다스리는 약보다 음식을 중요하게 생각하였다. 주나라 때 이미 의료제도에 식의(食醫)라는 의생을 두었는데, 식의는 음식으로 건강을 지키고 질병을 예방했으며 병에 걸리면 먼저 음식으로 치료했다고 한다. 우리가 먹고 있는 식품 하나하나가 동양의학적으로 그 효능과 특성이 다 다르기 때문에 그것을 잘 알고 활용하는 것이 건강 유지의 기본임을 알아야 한다.

삽주(蒼朮, 白朮)
– 발한과 해열에 뛰어난 산야초

❁

삽주는 가는 잎 삽주 또는 만주 삽주, 북 창출 등으로 불리며 국화과에 속하는 다년생 초본이다. 봄에 구근에서 나온 어린 싹에는 황갈색의 부드러운 털이 있고 잎은 호생하며 잎자루가 긴 것이 특징이고 대개 우상으로 갈라져 있고 타원형에 가시 같은 뾰족한 거치가 있다. 꽃은 백색 또는 붉은색이며 다섯 갈래로 7~8월에 핀다.

삽주의 뿌리의 윗부분을 창출이라 하고, 아래 부분의 뿌리껍질을 벗긴 것을 백출이라고 한다. 중국이나 일본에서는 창출과 백출의 원식물이 각각으로 분류되어 있다. 중국, 일본, 만주 및 한국에 분포하며 우리나라에서는 주로 산야에서 자생하고 있다. 가정에서는 삽주의 부드러운 싹을 삽주국, 삽주쌈, 나물 등을 만들어 먹는다.

성분은 주로 뿌리에서 정유의 주성분인 아트락티론, 아트락티롤 및 바타민 A, B 등을 함유하고 있으며 아트락토로딘도 함유하고

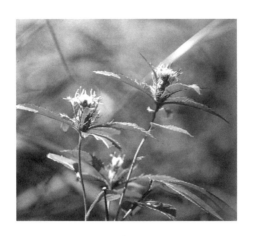

삽주

있는 것으로 밝혀졌다. 정유의 성분에는 개구리에 대한 실험결과 진성작용이 있음이 밝혀져 인체의 신경쇠약증이나 정신 심울증에 응용하고 있다. 아트락티론은 항곰팡이성 성분이므로 장마 때 창고 안의 습기 방지 등 제습의 목적으로 사용된다. 그런데 이 아트락티론은 공기 중에 방치하며 수지화되고 메탄올 용액을 방치하면 자기 산화에 의하여 오이데스몰과 히네솔 2종의 결정을 생성하고, 이것을 접촉 환원하면 테트라하이드로아란토락톤을 생성한다.

동양의학에서는 창출과 백출은 다 같이 방향성 건위약으로 광범위하게 쓰고 있으며 또 진경, 진정작용, 발한, 해열, 구풍, 건위, 이뇨 등에 우수한 효과가 있다. 삽주는 만성위장염, 복통, 설사, 소화불량 등에 응용되며, 기타 이뇨제로서 신장의 작용에 장애된 뇨증, 어지러움증에도 많이 응용된다. 백출은 쓰고, 달고, 온하며, 맛이 쓴 것은 체액을 혈관 내로 이동시킬 수 있고, 단 것은 에너지원이 있다는 뜻이며, 약간 따뜻한 것은 혈관을 조금 확장시킬 수 있다. 그러므로 백출은 주로 체액을 혈관 쪽으로 이동시키면서 에너지를 공급하고 혈관을 확장시켜 혈액의 순환을 촉진시키는 데 효과가 있다. 또한 복강 내의 장기에만 작용하는 데 비장과 위장에 귀경한다.

《동의보감》에는 삽주의 약성을 보비익기(補脾益氣)라고 했는데 이는 에너지를 공급하고 흡수를 촉진하며 인체에 필요한 에너지의 변환을 활성화시킨다는 뜻이다. 백출의 성분에는 비타민 A류 물질이 많이 함유되어 있다. 달인 물은 장관의 억제작용과 흥분작용을 조절하며 항궤양 및 혈당강하작용, 항암작용 등도 들어 있는 것으로 알려져 있다.

참깨와 하수오
- 머리를 검게 하는 특효약

🌿

하수오(何首烏)는 마디풀과에 속한 다년생 식물이며 전분 성분을 제일 많이 보유하고 있으며 강정약으로 잘 알려져 있다. 의학고전에는 하수오는 피를 보하고 근육과 골격을 강하게 하며 머리카락을 검게 하고 스테미너를 높이는 작용이 있다고 기록되어 있다. 하수오는 추위를 타지 않게 하고 건강을 유지하는 효과에서 지황(地黃)이나 천문동(天門冬)보다 효능이 뛰어나다. 하수오는 노화를 막고 장수하게 하며 추위를 타지 않게 하는 뛰어난 약효를 지니고 있다.

한 자료에 의하면 하수오는 몸이 쇠약하든가 늙으면 인체 내에서 생기는 형광색소물질인 리포푸스친 발생을 막는 항노화작용을 한다고 한다. 예전엔 100살 장수보약으로만 써오던 하수오가 최근 항노화효과도 있다는 것이 과학적으로 밝혀졌다. 하수오는 안트라키논배당체와 레시킨, 지방, 다당 등이 들어 있으므로 핏속 지방함량

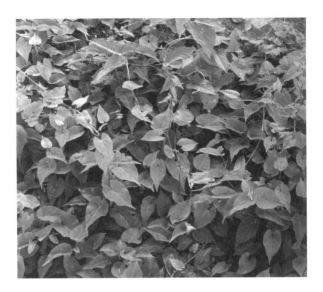

하수오

을 낮추고 심장과 신경계통을 튼튼하게 하는 작용을 한다는 것이 확인되었다. 그러므로 동맥경화증, 고지혈증 간염, 심장혈관계통 질병, 간경변, 신경쇠약 등에 효과가 있다. 하수오의 뿌리는 굵은 고구마 모양을 하고 있는데 동양의학에서는 강정효과가 뛰어나 예로부터 불로장생의 한약재로 구분되었다.

하수오라는 이름에 얽힌 재미있는 전설이 있다. 나이에 비해 머리에 새치가 많아 백발이 성성했던 한 사람이 있었다. 그런데 어느날 사람들이 지나가는 그를 보니 머리가 새까맣게 변해 있었다. 그래서 어찌된 일이냐고 물었더니 그는 아무 말 없이 풀뿌리 하나를 내밀었다. 그것이 하수오라는 이름을 얻게 된 유래이다. 좀 어처구니없고 싱겁기도 한 이 이야기가 약명을 결정짓게 된 계기였던 것이다. 하수오란 뜻은 '어찌하여 머리가 까마귀처럼 검어졌소?'라는 의미이다.

하수오를 꾸준히 복용하면 정말 거짓말처럼 머리가 검어진다고 한다. 그러나 좀체 믿기 어려운 얘기이다. 이 신비스러운 전설의 약재, 하수오에 곁들여 보다 믿을만한 효능을 갖고 있는 참깨(黑芝麻)를 함께 복용하면 금상첨화이다. 옛 문헌《식표본초》에 의하면 "참깨는 호마유의 성분이 제일 많이 들어 있으며 위와 장의 기능을 다스리고, 혈맥을 도와 피부를 윤택하게 하고, 머리가 새는 것을 방지하며, 수명을 연장시킨다"고 돼 있다. 옛 문헌을 근거로 새치를 검게 하는 비전의 묘약을 소개해 본다.

하수오 200g을 깨끗하게 씻어 두 번 정도 쪄서 참깨 250g과 물을 함께 섞어 믹서로 갈아 냄비에 옮겨 벌꿀을 넣고 약한 불로 걸죽할 때까지 끓여서 식힌다. 이 약재를 냉장고에 보관하고 매일 한 숟가락씩 복용하면 된다. 기능성식품 정도로 생각해 장복하면 좋다.

하수오와 참깨는 아직 새치가 나지 않은 사람에게도 도움이 된다. 연수단이란 처방을 보면 하수오 900g, 우슬 300g, 검정콩 300g을 함께 쪄서 익힌 다음 건조를 시켜 가루를 내어 환으로 비벼 매일 식전에 30~40환씩 장복하면 효과를 극대화할 수 있으며, 건강 장수하여 머리카락이 검어진다고 한다. 또한 미역이나 다시마 같은 해조류를 가미해 병용해서 먹으면 그 효과를 극대화시킬 수 있으므로 불로장생의 식이요법으로 수천 년 전부터 중국의 관료들은 장복하고 있다.

해열과 피부 미용에
뛰어난 효과를 지닌 녹두

❀

우리네 명절 음식상에 빠지지 않고 오르는 음식이 녹두전이다. 명절 제사상을 준비하는 아낙의 손길에, 혼례집 잔치상을 준비하는 동네 아낙들의 쉼 없는 부침개 뒤집는 손길에 녹두전은 알맞게 노릇노릇한 자태를 뽐내며 철판 위에 지글거리는 기름과 어울려 부쳐진다. 그러면 그 특유의 고소하고 진한 향기는 온 동네에 퍼져나가곤 한다.

이처럼 우리에게 낯익은 고향의 맛으로 다가오는 녹두는 동양의학에서는 청열이수(淸熱利水, 열을 식혀 소변을 통과시킴)의 효과가 있는 식품으로 취급하고, 서민들의 영양식품으로 각광을 받아 왔다.

《동의보감》에는 녹두의 효능에 대해 다음과 같이 말하고 있다.

"녹두는 녹색의 콩으로 몸 속을 편안하게 하고 정신을 안정시키며 기를 잘 돌게 한다. 껍질째 쓰면 풍진과 발열을 치료하는 효과가 있다. 또한 녹두로 베개를 만들어 베면 눈이 맑아지고 두통이 사라진다. 그러나 녹두는 비위가 약한 사람에게는 좋지 않으면, 잉어젓과 부추 씨와 함께 먹지 않는 것이 좋다. 녹두를 물에 넣고 갈아서 거른 후 말린 고운 가루를 녹두분이라고 하며, 열을 내리고 몸에 난 종기를 치료하며 술독과 식중독을 해독한다."

녹두는 맛과 영양이 풍부하고 흡수성도 좋으며 해열작용이 있어 찜통 더위에 죽으로 많이 만들어 먹어 왔다. 녹두죽은 환자의 원기를 북돋우고 식욕을 도와주는 음식으로 중국, 일본, 한국에서 많이 애용되어 왔다.

해열작용이 강하므로 염증이나 더위로 몸에 열이 올라갈 때 먹으면 더없이 좋은 식품이다. 아울러 녹두죽을 먹으면 열기가 사라져 가슴이 시원해지는 것을 느낄 수 있다.

또한 녹두는 여름철 피부 미용에도 좋다. 생녹두를 갈아 으깨 햇빛에 노출돼 그을린 피부에 바르면 피부에 염증과 열기가 거짓말처럼 싹 가라앉는다. 또한 녹두의 찬 기운이 뛰어난 기능을 발휘해 한방 화장품의 주재료로도 널리 애용되고 있다.

생녹두를 갈아 열이 나서 생긴 식중독이나 세균성 식중독이 어느 정도 회복된 경우에 먹으면 쉽게 가라앉히는 효과를 거둘 수 있다. 평상시 목이 뻣뻣한 사람의 경우, 녹두를 넣은 베개를 베고 잠을 자고 나면 통증이 가시고 눈이 밝아진다는 경험담도 전해져 오고 있다.

고혈압 또는 피부 가려움증이 있을 때는 녹두 150g과 다시마 80g을 함께 끓여 복용해도 상당한 효험을 볼 수 있다.

감초(甘草)

− 인체에 두루 작용해
약의 독성을 해독하는 중화 약재

'약방의 감초'라는 말이 있을 정도로 감초는 한약에서 빠질 수 없는 중요한 한약재다.《동의보감》에서는 인체의 다양한 약성을 발휘하는 감초의 다양한 생리효과에 대해 폭넓게 기술하고 있다. 감초는 오장육부의 한열(寒熱)과 사기(邪氣)를 다스리며 이목구비와 대소변의 생리를 정상으로 끌고 가고 모든 혈맥을 소통시킨다. 또한 근육과 뼈를 튼튼하게 하고 영양상태를 좋게 할 뿐만 아니라, 약의 독성을 해독하고 기침과 담을 삭이며 모든 약을 중화하는 약재라고 나와 있다. 특히 생감초는 해독작용이 높아 생감초를 다려 마시면 암에도 저항이 강한 체질이 된다. 최근 중국의 관영 신화통신에 의하면 중국 중의사들이 감초를 연구한 결과, 에이즈균의 증식을 억제하는 성분이 발견되었다고 한다. 이로 인해 세계 의학계가 감초를 보는 시각이 달라지고 있다. 그 외 감초는 그 어떤 약재보다 해

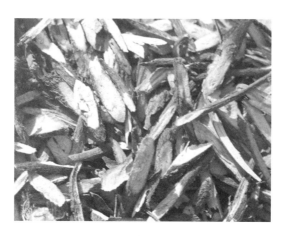

감초

독효과가 뛰어나 식중독이나 약물중독, 항암제의 독성을 푸는 데도 효과가 있다. 또한 간장기능을 강화하고 궤양을 방지하며, 동맥경화를 예방한다. 동양의학에서는 위경련, 위통, 위궤양 등 근육의 급격한 긴장에 의한 통증 시 감초액을 마시길 권하고 있다. 감초는 약성 성분이 따뜻하고 맛이 달며, 백 가지의 독을 풀어 모든 약의 효력을 돕는다 하여 일명 국로(國老)로 불리기도 한다. 흔히 하는 말로 국민 가수나 국민배우처럼 중국 국민의 한약재가 감초다.

감초란 모든 약의 독성을 해소시켜 주며 72종의 석약(광물성약)과 1,200종의 초약 등 서로 조화시켜서 약효가 잘 나타나게 하는 작용이 있으므로 별명을 나라의 원로라는 뜻의 국로(國老, 美草, 密

甘, 甛草)라고 했다.

감초를 이용할 때의 유용부위는 뿌리이며 색은 황색으로 단맛이 있으며 거의 한약재로 쓰이고 있다. 뿌리에는 유효성분으로 글루쿠로닉산, 기퀴리친, 글리씰하이직산, 글리씰하이진 등을 함유하고 있으며 일반약리작용으로 제독, 교미환화작용을 하는 외에도 특히 글리씰하이진은 진해작용과 거담작용을 한다. 감초의 성분 가운데는 세포 활성화에 작용해, 인터페론 유리를 촉진하여 항염작용을 한다. 위산 분비를 억제하고 위점막을 보호하는 항궤양작용도 한다. 감초의 종합적인 용도로는 해독작용, 항균작용, 항바이러스, 위산분비 억제, 항염 해열진통작용, 항암작용, 면역기능, 위액분비촉진작용, 간장 보호, 혈압 강하, 알레르기, 식물중독 해독 등이 있다. 약리에는 부신피질자극작용이 있고, 세포의 탐식능력을 높여주고, 차고 더운 것과 기아상태에서의 조절작용을 나타낸다. 아울러 위 십이지장궤양에 현저한 반응을 보이고 자궁 등의 평활근 경련을 풀어주는 등의 효과도 뛰어나다.

아무리 좋은 감초라도 장기간 많은 양을 복용하면 전신부종, 혈압 상승, 사지무력증이 나타나므로 장기 복용할 때는 전문가와 상의해서 복용해야 한다.

우리 몸에 좋은 약초 ―――

인삼 4년 이상 기른 뿌리를 씀. 기력을 보강하고 눈과 정신을 맑게 함. 기억력을 증대시킴.

더덕 열이 많은 사람에게 쓰이며 인삼과 같은 효과 있음.

산삼 인삼보다 약효는 강력하지만 효과는 동일함.

감초 혈액 순환을 도우며 진통작용이 있음. 힘줄과 뼈를 보강함.

마 허약한 몸을 보하고 기운을 돋움.

천마 끓는 물에 데친 후 말려서 씀. 정신이·혼미할 때, 놀라서 생긴 소아경기에 효과 있음.

삽주뿌리 위장을 보하고 설사를 멎게 하며 소화를 촉진시킴.

생지황 열을 내리고 나쁜 피를 삭이며 부인의 출혈을 치료함. 술로 아홉 번 찌고 말린 숙지황은 피를 보충하고 골수를 생성하며 힘줄과 뼈를 보함.

약쑥 오래된 난치병과 부인의 자궁 출혈에 효과 있음. 뜸의 재료, 복통, 설사, 치질, 종기의 치료제로 씀. 열매는 신장과 허리를 강하게 하고 양기를 북돋움.

사인 볶은 후 빻아서 씀. 소화제, 입덧이 심하거나 태동으로 통증이 있을 때 효과 있음.

하수오 치질, 출산 후의 질병치료에 효과 있음. 과로로 상한 몸을 보함.

음양곽 과로로 손상된 허리와 무릎 보함. 발기 부전, 불임증을 치료함.

당귀 보혈제, 피가 부족하거나 각종 풍병과 과로로 인한 피로에 효과 있음. 몸 안의 나쁜 피를 제거함.

홍화 피를 맑게 함. 홍역이나 천연두에 걸려 구슬이 돋지 않을 때 사용함.

천궁뿌리 풍병과 기병에 좋고 두통, 코피, 각종 출혈치료에 효과 있음.

작약(함박꽃의 뿌리) 피를 잘 통하게 하고 근육 긴장을 풀고 복통과 월경통에 효과 있음.

국화꽃 머리와 눈을 맑게 함. 어지럼증과 두통을 치료함.

민들레 각종 염증과 부인의 유방 통증에 효과 있음. 줄기를 끊었을 때 나는 하얀 진 물을 상처 부위에 바르면 상처가 금세 아묾.

익모초 그늘에 말린 익모초는 부인병에 좋고 임신을 촉진하며 월경불순 치료에 효과 있음. 익모초의 씨앗은 눈을 밝게 하고 부종을 내리며 정(精)을 보충함.

질경이 씨앗은 소변을 잘 보게 하고 눈을 밝게 함.

2장

몸에 좋은 음식이
건강보약이다

백초당한약품 이중희 박사의 40여 년 정성으로 우려낸
한약·음식·자연치유·동양의학으로 내 몸을 살리는
건강하게 행복해지는 100세 자연치유 한방건강법!

채소의 생리활성물질이
항암 및 항노화에 도움이 되는 이유

🌸

자연에서 나는 물과 양분을 먹고 자란 자연산 채소는 인간의 건강을 위해 신이 내린 자연의 선물이다. 우리가 평소 즐기는 식사의 성분을 들여다보면 대부분의 사람은 밥이나 고기, 생선 등을 주로 먹는다. 하지만 이런 일반인의 주식 식단은 6대 영양소 중 탄수화물, 단백질, 지질 위주로 치우쳐 인체에 편향된 영양을 공급하고 있다. 주식 위주의 식생활에 따른 영양 불균형을 해소하기 위해선 수분과 비타민, 미네랄, 생리활성물질이 풍성한 부식을 주식과 함께 먹어야 하는데 이러한 최적의 영양분을 충분히 함유한 식품으로는 단연 제철에 나는 자연산 채소가 제일이다.

우선 채소에는 우리 몸이 가장 필요로 하는 영양소인 수분이 풍부하게 들어 있다. 인체는 건강한 삶을 위해서 하루 2000리터 정도의 물을 마실 것을 권장한다. 배추, 상추, 양배추, 양파, 부추, 무, 가

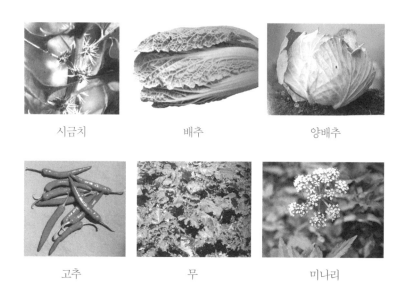

| 시금치 | 배추 | 양배추 |
| 고추 | 무 | 미나리 |

지, 풋고추, 오이 등 대부분의 채소의 수분함량은 90% 이상이다. 채소 100g을 먹게 되면 90g의 물을 마시는 것이므로 채소를 통해 마시는 물에는 비타민과 미네랄이 듬뿍 들어있어 채소를 섭취하는 건 곧 미네랄워터를 마시는 셈이다. 또한 채소에는 칼슘, 칼륨, 마그네슘, 철분 등의 무기질이 많이 들어 있는데 채소의 무기질은 체내에서 알칼리를 만들기 때문에 채소를 알칼리식품이라고도 한다. 우리가 식생활에서 자연의 채소를 많이 섭취하게 되면 산성식품인 밥과 고기반찬을 많이 먹었을 때 생기는 체액 산성화에 의한 질병을 막아주는 역할을 한다. 산성식품인 밥이나 고기를 먹을 때는 알칼리식품인 채소를 반드시 함께 먹어야 체액의 산도를 건강하게 유지할

수 있다. 자연에서 자생하는 한약재에도 채소 못지않게 인체에 유익한 성분들, 즉 여러 종류의 비타민들이 함유되어 있으므로 소홀히 취급해서는 안 된다.

자연에서 자란 채소는 훌륭한 종합 비타민

시금치, 배추 등 녹황색 채소에는 비타민 A. C가 풍부하게 들어 있다. 이처럼 생채소의 인체에 유익한 성분들을 나열하자면 무궁무진하다. 채소 섭취에 관한 흥미로운 세계사의 한 장면을 펼쳐보이면 이렇다. 유럽 대항해시대 때 장기간 항해로 인해 선원들이 무력감과 설사 등의 증상이 나타나는 괴혈병으로 항해 내내 고생하곤했다. 그런데 이들이 육지에 내려 급히 찾아 먹은 것이 바로 신선한 채소와 자연식이었다. 선원들은 신선한 채소를 위주로 한 자연식을 먹고나면 몇 달 동안 자신을 괴롭히던 괴혈병이 언제 그랬냐는 듯이 씻은 듯이 나았다는 기록이 있다. 선원들이 아무리 밥과 고기반찬을 매일 먹어도 전신 무기력증에 시달렸던 것은 비타민이 풍부한 채소를 먹지 못했기 때문이었다.

자연에서 자란 채소만큼 훌륭한 종합비타민도 드물다. 자연에서 채취한 채소의 색깔을 결정하는 카로티노이드, 안토시아닌 등의 다양한 생리활성물질은 항암효과, 항노화효과, 항염증효과뿐만 아니라 면역기능까지 한층 강화한다. 예를 들면 고구마, 당근, 호박의 주황색은 카로티노이드 색소로 대표적인 항산화 물질이다.

다양한 색깔의 채소를 매일 먹으면 건강하게 노화를 늦출 수 있다. 배추, 양배추, 무에 함유된 설포라판, 파와 양파, 마늘, 부추에 있는 알리신, 고추의 캡사이신, 양파의 퀘르세틴, 토마토의 라이코펜 등 모든 채소에는 하나 이상의 인체에 필요한 생리활성물질이 들어 있다. 결국 다양한 영양소와 생리활성물질을 가진 채소는 인체의 건강을 위한 신의 선물임을 잘 이해해야 한다.

현미, 귀리콩과 당뇨병의 관계

우리는 지금 당뇨병 위험시대에 살고 있다. 대한당뇨병학회에 따르면 2020년 기준 국내 당뇨병 환자는 570만 명, 당뇨병으로 전환될 수 있는 당뇨병 전단계 인구는 1500만 명에 이른다. 놀랍게도 대한민국 국민 절반이 당뇨병의 위험에 노출돼 있는 실정이다. 특히 65세 이상의 당뇨병 유병률은 30.7%에 이르러, 10명 중 3명은 당뇨병 환자인 셈이다. 당뇨병은 자체로도 심각한 질병이지만 여러 질환을 동반하며 무서운 질환으로 급부상하게 된다. 당뇨병환자의 50% 이상이 고콜레스테롤과 고혈압, 비만을 동반하고 있어서 관리를 소홀히 하게 되면 급기야 망막병증, 신장병증, 심근경색, 뇌졸중, 협심증 등의 다양한 합병증에 노출돼 치명적인 질환에 시달릴 수 있다.

당뇨병 예방 및 치료 방법 중 개인이 할 수 있는 가장 효과적인 방법은 당뇨병의 직접적인 원인인 혈당 스파이크(식후혈당이 급격하게 상승하는 현상)를 줄이는 것이다. 즉 천천히 소화되는 전분을 골라 먹는 것이다. 전분이란 체내 소화 속도에 따라 아주 빠르게 소화되는 전분과 천천히 소화되는 전분, 그리고 저항전분 등 세 종류로 구분한다.

아주 빠르게 소화되는 전분은 잘 익힌 쌀밥, 감자, 빵 등에 포함된 전분으로 섭취 후 20분 이내에 소화되어 당뇨병을 일으킬 수 있는 전분이다. 천천히 소화되는 전분은 생고구마, 약간 덜 익힌 밥 등에 포함된 전분으로 소화 시간이 두 시간 이상 걸린다.

저항전분은 전분임에도 소장에서 분해되지 않아 혈당을 전혀 올리지 않는 전분을 말한다.

저항전분이 많은 음식물을 섭취해 당뇨병 예방을

———

당뇨병 예방과 치료를 위해서는 당연히 저항전분이 많은 식품을 골라 먹는 것이 기본이 되어야 한다.

저항전분은 도정하지 않은 곡류나 두유의 전분처럼 단단한 세포벽이나 단백질로 구성된 전분을 말한다. 당뇨병을 미리 예방하기 위해서는 옥수수 전분같이 결정성이 커서 소화효소작용이 어려운

전분을 먹는 것을 권한다. 식생활에서 저항전분을 많이 섭취하는 방법 중 가장 중요한 것은 밥을 지을 때 저항전분이 많은 현미, 귀리, 보리, 콩을 섞는 것이다.

그 외 삶은 고구마, 감자, 옥수수를 먹을 때는 식혀서 먹는 것이 좋다. 덜 익은 바나나에는 저항전분 등 다양한 생리활성물질이 있어 당뇨병 예방 간식으로 아주 좋다. 저항전분은 당뇨병 예방 외에 식이섬유 역할도 한다. 수분을 많이 흡수하여 포만감을 주고 대장을 자극하여 배변을 원활히 하므로 비만 예방과 대장 건강에 탁월한 효과가 있다. 또한 장내 유익균의 먹이가 되어 몸을 건강하게 하는 생리활성물질을 많이 만들어 지질대사를 개선하고 고혈압 및 대장암 예방효과도 탁월하게 지니고 있다. 현재의 식생활 습관으로는 어느 누구도 당뇨병에서 자유로울 수 없는 시대를 살고 있다. 당뇨병 예방은 우리 식탁에서 시작해야 한다. 저항전분이 함유된 식품군을 일부러라도 섭취하도록 하는 식사를 하며 가급적 인공감미료가 듬뿍 든 가공식품보다는 자연에서 나는 제철 야채나 고기를 그대로 섭취하는 자연식과 가까이 해야 한다.

음식과 약물의 충돌에는
어떤 것들이 있나

❀

사람은 나이가 들면 여러 종류의 약을 먹게 된다. 60대 6알, 70대 7알, 80대 8알 먹는다는 웃픈 이야기들도 심심찮게 들려오는 시대. 음식처럼 약을 상시 복용하게 되는 요즘 먹는 약과 음식이 서로 충돌할 수 있으니 조심하는 것은 아무리 강조해도 지나치지 않을 듯. 약과 음식이 충돌하는 증상은 음식 성분이 약물 흡수를 방해해서 생길 수도 있고, 약물 농도가 지나치게 높아서 생길 수도 있다. 먹는 음식 때문에 약효가 안 날 수도 있고, 음료 때문에 약물 부작용이 생길 수 있는 것이다. 약물과 음식의 충돌 가능성을 알고 주의해야 한다. 음식과 약의 상호 대사방해가 일어나는 사례는 과일이나 자몽 즙에 포함된 베르가모틴이나 푸라녹마린 성분이 소화관에서 약물 흡수를 방해해서 생기는 현상이 있다. 그로 인해 약물의 혈중농도가 상승하여 너무 강한 용량의 약을 먹은 꼴이 된다. 주로 혈압약이나 협심증 약에 쓰이는 칼슘 길항제, 고지혈증 치료제, 신경 진정제 약물이 그럴 위험이 크다. 그 결과로 혈압 저하, 두통, 현기증 등의 증상이 나타난다. 다만 같은 감귤류인 오렌지, 레몬, 귤에서는 이런 상호작용 가능성이 낮게 나타난다.

커피와 홍차, 녹차 속의 카페인도 약물 부작용과 연관돼 있다. 카페인은 신경안정제나 불안치료에 쓰이는 벤조 디아제핀계 약물과 상호 작용해 둘이 만나면 체내 카페인 분해가 억제되어 중추신경이 지나치게 자극된다. 그러면 신경과민, 짜증, 불면 등이 나타날 수 있다는 것이다. 천식환자 등에게 쓰이는 기관지 확장제 약물도 카페인을 통해 중추신경 자극작용을 한다.

흔히 먹는 치즈나 와인도 약물 부작용을 일으킬 수 있다. 그 속에는 티라민이라는 성분이 있는데, 이것이 소화성 궤양 치료제, 항결핵제, 우울증 치료에 쓰이는 약물과 만나면 급격한 혈압 상승, 안면 홍조, 두통 등의 증상이 생길 수 있다. 이들 약물을 장기 복용 중인 사람은 치즈와 와인 섭취를 금해야 한다.

약물 복용 중 음주도 조심해야 한다. 알코올도 약물 흡수 및 대사에 관여한다. 약물의 혈중 농도를 올리거나 낮추어 적정 농도 유지를 힘들게 한다. 특히 신경안정제, 해열진통제, 일부 당뇨병 약을 만나면 반대반응을 함과 동시에 약물효과가 떨어질 수 있다.

녹황색 야채를 통상적으로 먹는 수준으로는 문제가 없으나, 항혈전제를 복용하는 환자가 녹즙 등으로 고농도로 압축해서 먹는 경우는 피해야 한다.

우유, 요구르트 등 유제품에 있는 칼슘 성분은 일부 항생제 성분과 결합하여 약물의 흡수와 작용을 떨어뜨린다. 이런 약을 먹을 때는 복용 후 2시간 정도는 유제품 섭취를 피하는 것이 좋다.

만성질환으로 다양한 약물을 복용하는 분들은 특정 성분의 건강기능식품을 먹을 때 약물과의 상호 충돌 가능성을 줄이기 위해 전문가와 상의한 후 먹는 게 도움이 된다.

많이 먹으면 좋지 않은 음식들 ───

마늘 과도하게 섭취하면 간장과 눈을 손상시킬 수 있으며 양기를 약화시킬 수 있음.

부추 과도하게 섭취하면 정신이 흐려지고 눈 앞이 침침해지는 증세를 동반함.

고추 많이 먹으면 간장을 손상시켜 눈에 영향을 끼칠 수 있고 위를 자극함. 또한 폐 기가 지나치게 상할 수 있음.

상추 과도하게 섭취하면 졸음을 유발하고 오랫동안 섭취하면 정신이 흐려질 수 있음.

소금 지나치게 많이 먹으면 심장과 신장을 쉽게 손상시킬 수 있음. 혈압 계통 환자는 소금 섭취의 양을 줄여야 하며 소금을 장기간 과도하게 섭취하면 위, 식도, 방광암을 유발할 수 있음.

사과 당류와 칼리 암염이 풍부하여 이를 많이 섭취할 경우에는 심장과 신장에 영향을 끼칠 수 있으므로 관상동맥 경화, 심근경색, 신장염, 당뇨병 환자는 사과를 많이 먹지 않아야 함.

석류 많이 섭취하면 폐를 손상시킬 수 있으며 치아에도 이롭지 않음.

참외 많이 섭취하면 음부에 습이 끼고 가려움증을 유발할 수 있으며 허열을 발생시키고 무력증을 야기시킬 수 있음.

연뿌리 많이 섭취하면 비위를 냉하게 할 수 있기 때문에 과식을 하지 않아야 함.

은행 과도하게 많이 섭취하면 비장과 위의 운화기능을 상실시킬 수 있음.

호도 호도를 많이 섭취하면 눈썹이 빠지거나 풍사를 일으키게 할 수 있으며 가슴이 울렁거리고 구토를 유발할 수 있음.

죽순 많이 섭취하면 배꼽 주위에 박동이 생기며 심하면 심장과 폐장에까지 이르면서 전신이 떨릴 수 있고, 적병을 유발할 수 있음.

설탕 설탕을 많이 섭취하면 신장을 손상시키기 쉬우며, 중년은 특히 주의를 해야 함. 이외에도 혈당을 올리기 쉽고, 콜레스테롤을 증가시키며, 비만, 충치 등이 생기고, 위점막을 손상시킬 수 있으며 간장의 정상활동에도 영향을 줄 수 있음.

식초 많이 먹으면 비장을 쉽게 손상시킬 수 있음. 비장이 상함은 곧 피부에 영향을 끼치며 입술은 짙은 갈색으로 변함. 과산은 소화작용을 혼란하게 함.

아침밥과 뇌의 영양소 공급관계

❁

　사람의 뇌는 영양의 3대 요소인 단백질, 지방, 당분을 모두 필요로 한다. 당분 중에서는 포도당이 가장 중요하다. 뇌신경세포는 포도당을 주 에너지원으로 사용하기 때문이다. 사람은 평생 하루 세 끼를 먹으며 살아간다. 이 말은 곧 평생 아침과 점심 사이 6시간, 점심과 저녁 사이 6시간, 그리고 저녁에서 아침 사이엔 12시간 동안 포도당 공급에 공백이 생긴다는 결론이다. 밤 동안 뇌는 매우 활발하게 활동한다. 뇌 입장에서는 그렇게 분주히 활동한 후 아침에 일어났을 때 포도당 잔고가 0에 가깝다. 아침밥을 먹어야 하는 중요한 이유다.

　아침식사로 먹은 포도당이 오전 동안 활동하는 뇌에 에너지로 사용되고, 점심은 오후에 필요한 에너지원이 된다. 실제로 아침을 잘 챙겨 먹는 사람과 그렇지 못한 사람을 비교하면 아침밥을 먹는 사람들이 모든 일에서 성과가 높다는 통계도 나와 있다.

아침식사는 신체활동리듬을 조절하는 데에도 큰 역할을 한다. 주의력 결핍, 수면장애, 우울증, 불안증. 인지능력 저하 등 다양한 정신건강 문제가 생체리듬의 이상과 연관된다. 이러한 문제들이 회복되는 과정은 생체리듬이 정상화되는 과정과 매우 밀접하다.

이침식사는 하루 음식물 섭취량을 조절하는 기능도 한다. 아침을 먹으면 저녁에 과식하지 않게 돼 비만을 예방하고 대사증후군을 줄이는 데도 도움이 된다.

뇌가 활발하게 활동하려면 체온이 적정 수준까지 높아져야 하는데, 아침식사는 체온 상승에도 중요한 역할을 한다. 사람의 체온은 하루 단위로 리듬을 그리며 변화한다. 특히 밤새 낮아졌던 체온이 새벽부터 아침 사이에 얼마나 높아지느냐에 따라 아침에 일어날 때의 상쾌함과 하루 동안의 활동 효율에 큰 영향을 미친다. 인체에 필요한 각종 호르몬도 체온리듬을 바탕으로 한 생체시계에 따라 분비 주기가 조절된다.

어떤 아침식사를 했느냐의 여부도 인체에 미치는 영향이 다르게 나타남을 영국 대학의 연구를 통해 여실히 드러났다. 즉 옥스포드 대학과 케임브리지 대학에서 공동연구한 결과를 보면 동일한 학업능력을 갖춘 학생들을 두 그룹으로 나눠 각각 가공식품과 자연식품을 급식으로 줬을 경우 한 학기 동안 자연식품을 먹은 학생들은 가공식품을 먹은 학생들보다 학습능력과 행동조절능력 측면에서 더 뚜렷한 긍정적 변화가 나타났음을 알 수 있었다. 하루 세 끼 건강하고 규칙적으로 식사하는 것만으로도 인체의 생활리듬을 건강하게 하고 뇌 발달을 촉진한다. 아울러 식탁에서 주고받는 소소하지만 정감 어린 대화는 가족 전체의 유대감을 강화할 수 있는 좋은 조건이 된다. 아침밥의 온도는 곧 사랑의 온도이다.

전통적인 강장제, 마늘(大蒜)의 효능

마늘은 서부 아시아 또는 중국이 원산지이고 한국, 중국, 일본 등에서 많이 재배한다. 마늘은 세계적으로 널리 알려진 여러해살이 식물이다. 흥미 있는 것은 마늘이 오래 전부터 강장제와 치료 한약재 또는 예방약재로 널리 알려져 왔다는 것이다. 이집트에서 피라미드를 쌓는 노예들에게 체력을 유지시키기 위하여 마늘을 주었다는 것도 이미 잘 알려진 사실이다.

마늘은 파와 함께 페스트, 콜레라, 기타 사망률이 높은 전염병을 예방하는 약재로 이용되어 왔다. 또한 마늘은 괴혈병, 신석증, 위장질병, 감기, 편도염, 고혈압, 학질, 부종, 불면증, 뱀 중독을 비롯한 여러 가지 중독, 피부질병, 화농성외상 등 많은 질병들을 치료하는 데 다양하게 이용되어 왔다. 그러나 콩팥에 염증이나 눈병, 인후염, 혀와 관련된 질환이 있거나 유행병을 앓고 난 후는 복용을 금지해야 한다. 마늘 머리 부분은 탄수화물, 전분, 과당, 비타민 C, 마그네슘과 칼슘, 염소 등 염류들, 피톤치드(식물성 항생물질), 식물성 스테린, 아질산물질, 피로포도산, 암모니아, 요드, 섬유소 등 생물활성물질들이 다량 함유되어 있다.

편도선염과 후두염, 입안 염증 때 효과적인 예방치료방법은 마늘 한쪽을 입안에 넣고 주기적으로 씹는 것이다. 기관지천식, 폐결핵, 기관지확장증과 같은 호흡기질병도 마늘로 치료할 수 있다. 호흡기질병을 치료하는 마늘요법으로는 마늘을 짓찧어 사기그릇에 넣은 것을 밀봉하여 놓고 매일 몇 번에 걸쳐 10분씩 뚜껑을 열고 마늘냄새를 흡입하면 된다. 이 흡입치료방법은 하루에 마늘 한쪽이면 충분하다.

마늘의 항암작용은 신선하지 않은 마늘추출물에도 유리기 소거작용이 있으며, 주요한 활성성분이 있다. 마늘의 유기황 화합물들은 여러 가지 종양의 성장을 지연시킨다. 또한 마늘은 효소의 활성을 경쟁적으로 억제함으로써 발암물질이 이 효소에 의하여 활성화되는 것을 막아준다. 알리신에는 항산화작용이 있으며, 셀레늄을 보강한 마늘은 강한 암 예방작용을 나타낸다. 동양의학에서는 건위, 발한, 이뇨, 살균, 구충약으로 하루에 0.5~1g을 사용하며 향신료로 많이 쓰인다. 최근 중국에서는 이질의 보조치료약으로 경증의 이질에 다양하게 쓰고 있다.

봄나물의 제왕, 두릅

쌉쌀한 맛과 매혹적인 향으로 겨우내 사라졌던 입맛을 다시 돌아
오게 하는 봄이 준 자연의 선물이 바로 두릅이다. 서양 사람들이 즐
겨먹는 아스파라거스가 서양의 채소로 꼽힌다면, 한국에는 오래전
부터 봄나물의 제왕이라 불린 두릅이 있다. 두릅은 아삭한 식감과
보기 좋은 모양이 아스파라거스와 비슷하다. 아스파라거스보다 단
맛은 적지만, 두릅 특유의 쌉쌀한 맛과 청신한 향이 매력적이다. 두
릅은 두릅나무의 새순이다. 한반도에서는 예로부터 두릅을 데쳐 나
물로 먹거나 장아찌를 담갔다. 맛뿐 아니라 영양도 뛰어나다. 두릅
은 몸에 활력을 불어넣고 피로를 풀어줘 춘곤증(春困症)에 최고로
꼽히는 나물로도 알려져 있다. 두릅은 영양성분도 뛰어나 일반적
인 봄나물과 달리 비타민, 단백질이 풍부하고 칼슘, 섬유질 함량도
높다. 두릅 특유의 쌉쌀한 맛은 인삼에도 들어있는 사포닌 성분 때

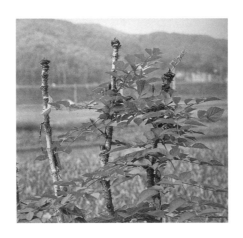

두릅나무

문이다. 일반인들이 두릅을 사려고 보면 참두릅, 땅두릅, 개두릅까지 종류도 다양해 어떤 것을 사야 할지 잠시 망설여지기도 한다. 최근에는 두릅의 인기가 높아지자 하우스 재배가 일반화되면서 일어난 현상이다. 참두릅과 땅두릅, 개두릅은 모두 두릅나무과에 속하며 생김새가 비슷하지만 제각각 생태가 다른 식물이다. 야생에서 나는 두릅나무 가지를 꺾어다가 하우스 재배한 두릅과 구분하기 위해 자연산을 참두릅이라고 부르는데, 땅에서 솟아나는 순을 채취한다. 하우스 재배 두릅이나 땅 두릅은 맛이나 향이 참두릅과 비교하면 훨씬 약하다. 가격도 2배 이상 차이가 난다. 개두릅은 음나무의 새순이다. 비슷해 보이지만 먹어보면 다르다. 두릅 앞에 '개'가 붙는다고 참두릅보다 맛이 떨어진다고 착각하지 말아야 한다. 개두릅이 참두릅보다 오히려 낫다는 사람들도 많다. 두릅은 햇볕 드는 곳 바로 옆 약간 그늘진 곳에서 나는 게 토실토실하고 튼실하다. 10~15cm 크기가 제일 맛있다. 처음 나온 두릅을 따주면 가지가 번지면서 며칠 뒤엔 새 두릅 5~6개가 나온다. 늦게 자란 가지가 더 맛이 좋다고 알려져 있다. 두릅은 날로 먹을 때보다 익혀 먹어야 두릅 특유의 맛과 향이 살아난다. 제대로 데치려면 두릅 잎을 손으로 쥐고 끓는 물에 줄기부터 20~30초 담근다. 물에 소금을 조금 넣어야 비타민의 파괴를 막을 수 있고 초록빛이 선명하게 유지된다. 줄기를 데친 뒤 전체를 끓는 물에 10~20초 넣는다. 데친 뒤 바로 건져 차가운 물에 넣어 열기를 빼줘야 식감과 색감이 살아 있다. 물은 찰수록 좋으며 얼음물이면 더 좋다. 열기가 다 빠지면 건져 물기를 제거하고 요리하면 최고의 두릅 요리가 된다.

산도라지, 섬유질·칼슘·철분 등이 함유된 우수한 알칼리성 산나물

두릅과 함께 예로부터 우리네 밥상에 단골처럼 오르며 나물반찬의 대명사가 된 도라지도 두릅 못지않게 영양분이 풍부한 자연의 선물이다. 특히 산도라지는 자연상태에서 오랫동안 산삼처럼 자라 그 산의 정기와 영양분을 고스란히 담고 있다. 그래서 오래된 산도라지는 산삼보다 낫다는 말도 있다.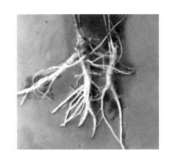
산도라지에는 탄수화물, 섬유질, 당
질, 칼슘, 철분 등이 풍부하게 들어
있어 우수한 알칼리성 먹거리이기도
하다. 우리나라 산도라지는 맛과 약
효가 으뜸으로 예로부터 우리 조상
들은 이 도라지를 질병을 치료하는

도라지 뿌리

민간약재로 사용해왔다.《동의보감》에는 도라지가 들어가는 처방이
무려 278개나 실려 있고,《명의별곡》에서는 도라지가 오장을 이롭
게 하고 모자라는 피를 보호하며 속을 덥게 한다고 기록되어 있다.
또한 음식을 소화시키고 인후통을 다스리며, 벌레에 물려 오른 독
을 내려준다고 말하고 있다. 또한《약성론》에서는 가래를 없애주고
폐의 열기를 식혀주며, 염증을 가라앉히고 궤양을 낫게 하며 열을
내려주는데 도움을 준다고 기록되어 있다.

　그 외에도 산도라지는 결핵을 비롯한 여러 호흡기병의 거담제가
되고, 고름을 빠지게 하는 작용을 한다고 전해지고 있으며, 감기는
물론 가래가 끓고 심한 기침이 나오며, 천식, 숨이 찬데, 가슴이 답
답하고 목안이 아프고 목이 쉬는 등 호흡기 질환에 귀하게 쓰였다.

서로 피해야 하는 음식

상극인 음식	나타나는 증상
쇠고기와 차	쉽게 변비를 유발함
해산물과 차	쉽게 변비를 유발함
닭고기와 토끼고기	설사를 유발함
닭고기와 생선국	뱃속에 통증이 오고 딱딱한 응어리 생김
닭고기와 미나리	진기(참된 힘)을 손상함
토끼고기와 겨자	부스럼이 생김
토끼고기와 미나리	탈모 현상 발생함
토끼고기와 메밀 장기복용	풍열성 질환, 눈썹이 빠질 수 있음
돼지고기와 메추리고기	얼굴에 붉은 반점 생김
소 간과 메기	중풍을 일으킬 수 있음
소고기와 삶은 감자	위점막에 부담을 줌
게와 토마토	설사를 유발함
파와 두부	영양상 좋지 않음
차에 소금을 넣어 먹음	신장이 쉽게 손상됨
백설탕과 붕어, 해바라기, 죽순	피부병을 유발함

도다리 쑥국의 전통

한반도의 봄소식은 언제나 남쪽바다에서부터 시작된다. 봄철만 되면 경남 남해에서 많이 잡혀 자연스레 봄의 대표선수가 된 도다리. 1990년대 이후 가덕도와 통영은 수산업과 관광산업 규모에서 남쪽바다를 대표하는 항구가 되었다. 이 지역의 도다리라고 하면 십중팔구는 문치가자미를 일컫는다. 심지어 문치가자미를 진짜 도다리라는 의미에서 참도다리라 부르기도 한다. 문치가자미는 12월에서 2월 사이 산란한다. 그래서 12월 1일부터 1월 31일까지를 금어기로 정해놓았다. 산란기가 끝난 문치가자미는 봄이 되면 새살을 붙이기 위해 영양분이 풍부한 연안 가까이 다가온다. 가자미의 어획이 시작되는 시기와 연안으로 몰려오는 시기가 일치하니 자연스레 어획량이 늘 수밖에 없다. 도다리는 잡히긴 많이 잡히는데 치어든 성어든 횟감으로 쓰기엔 살이 충분치 않다. 그래도 어떻게든 먹으려니 포를 뜨기보다는 뼈째 썰어 먹는 것이 더 어울렸다. 봄 도다리 하면 뼈째 썰기(일명 세꼬시)가 공식처럼 정착된 이유다.

남해 도다리와 남해 쑥의
절묘한 만남, 도다리 쑥국

———

그러나 이런 이유만으로 도다리가 봄의 대표 생선이 되었다고 하면 뭔가 좀 아쉽다. 좀 더 극적인 스토리가 필요하다. 문치가자미가 올라올 때쯤이면 남해안에는 봄기운을 품은 해풍이 불어온다. 봄기운에 실려오는 해풍에 맞춰 가덕과 통영의 크고 작은 섬의 들판에서는 마른 땅을 뚫고 봄소식을 알리는 해풍 맞은 쑥이 올라온다. 바다에서 지천으로 올라오는 문치가자미와 땅에서 지천으로 캘 수 있는 쑥의 만남, 그대로 자연의 극적 조화이고 봄 그 자체가 아닐 수 없다. 예부터 남해안 사람들은 문치가자미로 끓여낸 국에 들에서 캔 생글생글한 쑥을 듬뿍 올려 봄의 호사를 마음껏 누렸다. 자칫 심심할 것 같은 생선국에 봄내 가득한 쑥을 곁들이니 봄에만 맛 볼 수 있는 특별한 별미가 탄생했다. 도다리 쑥국이란 명칭 때문에 이 음식의 주연이 도다리라 생각하기 쉽지만 천만의 말씀, 주연은 단연 쑥이다. 봄철 쑥국전통이 남아 있는 남해 어촌 마을을 가보면 비단 도다리뿐 아니라 삼세기, 용가자미, 물메기, 새조개, 갈미조개 등의 다양한 해산물을 넣고 쑥국을 끓인다. 살이 연하고 국을 끓였을 때 맑고 단백하며 감칠맛이 뛰어난 생선이라면 무엇이든 쑥국 재료가 될 수 있다. 이는 모두 주연인 쑥의 부드러움과 향을 돋보이게 하는 조건이다. 아울러 생산지일수록 도다리 쑥국 맛을 볼 수 있는 기간이 짧다. 이미 다 자라 거칠어진 쑥보다는 햇쑥만 고집하기 때문이다. 아쉽게도 올해는 도다리 쑥국의 적기를 놓쳤다. 햇쑥의 여린 맛은 없어도 봄 내음 만큼은 여전했으면 한다. 인생을 살만큼 살고 나니 지나간 삶의 모든 순간이 결정적 순간이었다. 자연은 인간의 시간을 기다려주지 않는다. 봄은 짧고 봄 음식을 즐길 여유도 잠깐이다. 그러니 인간이 부지런히 자연의 시간을 쫓아야 한다. 먼 훗날 돌이켜보면 이맘때 먹은 도다리 쑥국 한 그릇이 당신 인생에서 결정적인 순간일 수 있다. 모쪼록 당신 앞에 찾아온 찬란한 봄을 잃지 않았으면 좋겠다.

건강하게 물 마시는 법

🌸

물은 생명의 원천이자 인간을 유지하는 근원이다. 인간은 물 없이 살아갈 수 없다는 걸 잘 알면서도 정작 물에 대해 큰 관심을 두지 않는다. 물을 가볍게 취급하기엔 우리 몸에서 물이 차지하는 비중이나 역할이 너무 막대하다. 우리 몸의 60~70%가 물이다. 한마디로 우리 몸은 '걸어다니는 물통'이라고 봐도 큰 무리가 없을 만큼 물로 가득한 상태인 것이다. 우리 몸에 이렇게 많은 양의 물이 들어 있는 데는 당연히 그 이유가 있다.

인체의 기본이 되는 뼈는 칼슘, 인 같은 미네랄이 45%, 콜라겐을 비롯한 단백질이 35%를 차지하고, 나머지 20%는 물이 차지하고 있다. 물은 우리 몸에서 차지하는 비중만큼 엄청 중요한 역할을 하고 있다.

우리 몸에서 가장 중요하고 기본이 되는 혈액의 혈장 성분은

90%가 물로 돼 있다. 이 말은 곧 혈액에서 물이 부족하면 인체의 혈액 점도가 높아진다는 의미이고, 혈액이 뻑뻑해진다는 것이다. 이렇게 되면 혈액 순환이 잘 안 되고 혈압이 상승하게 된다. 그 결과 혈액의 수분만 부족해지는 것이 아니라 체내 일반세포의 수분도 부족해진다. 한마디로 우리 몸 전체에 수분이 부족해지는 것인데 이 정도가 되면 우리 몸이 갈증 신호를 보내서 물을 찾게 된다. 이런 신호가 왔다는 건 이미 세포들이 고통스럽다는 것이니 갈증이 오기 전에 미리 수분을 섭취하는 것이 좋을 것이다.

의학 전문 과학자들은 맑은 물은 혈액 순환을 잘 시켜 주며 임파액의 활동을 원활히 하고, 체온을 조절하여 적포도당 생성작용과 생리세포의 신진대사를 좋게 하며, 모관작용의 촉진과 내장을 세척하여 남은 염분을 씻어내고 신진대사를 활발하게 해 준다고 말한다.

물은 산소와 함께 인체에 없어서는 안 될 필수 요소인 소화, 흡수, 순환, 배설 등 각종 신진대사에 깊이 관여하고 있다. 혈액과 림프를 구성하는 주요 성분이며, 체온을 유지하고 건강한 피부와 근육을 만들어 준다. 또한 관절에는 윤활유 역할을 하기도 한다.

건강하게 물을 마시는 법

우리가 흔히 듣는 말이 '건강을 위해 물을 많이 마시라'고 하는데, 성인 기준 하루 2리터 정도가 권장하는 양이다. 물론 사람마다 체중이나 체질이 다 다르기 때문에 본인의 몸상태나 당일 컨디션에 맞게 적당 량의 물을 마시면 된다.

또 자주 듣는 물에 대한 건강법인 '아침에 일어나서 공복에 찬물을 마시면 몸에 좋다'는 건 정말 과학적인 근거가 있는 말일까. 이는 곧 우리 몸의 위와 대장의 연동운동 촉진이 공복에 마신 물과 연관이 되기 때문에 이런 권유를 하게 되는 것이다. 우리가 밤새 자고 일어나면 몸 안이 빈 상태가 되고 이때 물을 마시면 몸 안의 위-결장 반사라는 인체 반응에 의해서 위와 대장을 자극하여 연동운동을 촉진시킨다. 이 인체 기전은 공복에 음식물이 들어오면 위가 자극을 받으면서 그 자극이 즉각 대장에 영향을 주면서 대장을 자극하는 것으로, 이런 인체 반응은 자연스럽게 평소 변비나 소화 장애에 시달리는 분이라면 변비 해소나 소화 장애 개선에 상당한 도움이 될 수 있는 것이다.

평소 몸 안의 장이 냉해져 있다면 변비나 소화 장애는 일반인보다 더 심해져 있을 수 있다. 이런 분들이 아침 공복에 마시는 물은 부교감신경을 흥분시킴으로써 소화기관을 활성화하는 역할을 한다고 볼 수 있다. 따라서 평소 위장 질환이 있거나 면역 관련 질환이 있는 사람 그리고 몸이 냉한 사람은 가급적 공복에 마시는 물은 찬 물을 피하고 따뜻한 물을 마시는 것이 좋다.

한국인들은 서양인에 비해 식사를 하면서 수분을 많이 섭취한다. 국에 밥을 말아 먹고, 숭늉을 마시고, 입가심으로 물까지 마신다. 이처럼 식사 중에 끊임없이 수분을 섭취하게 되면 몸 안의 소화 효소가 묽어지기 때문에 이로 인해 몸 속 소화력도 자연스럽게 떨어질 수 있다.

식사 전후로 물을 많이 마실 때 소화 장애가 생기는 사람은 식사한 지 2시간 후에 물을 마시는 게 좋다. 2시간이 지나면 위에 있던 음식물이 장으로 내려가기 때문이다. 또한 수분 섭취는 위와 장에 남아 있던 음식물과 찌꺼기를 몸 밖으로 밀어내어 위와 장을 깨끗이 비워내는 역할도 한다. 따라서 식사 중이나 평상시 충분한 수분 섭취는 대장에서 변을 부드럽게 하고 식이섬유와 더불어 연동운동을 촉진하여 변비에 큰 도움을 준다. 수분은 식사 사이인 식간에 충분히 섭취하는 것이 좋고, 취침 전에 마시는 물도 건강에 도움이 된다. 단, 방광기능이 약해서 소변을 자주 본다면 숙면을 위해 취침 전 수분 섭취는 피하는 것이 좋다.

생수를 마셔야 건강에 좋다

물을 건강하게 마시려면 성인 하루 권장량인 2*l* (여덟 컵 정도)의 물을 천천히, 자주, 조금씩 마시는 게 좋다. 보통 아침에 일어나자마자 한 컵 정도를 시원하게 들이키고, 매번 밥 먹기 30분 전에 한 컵, 밤에 한 컵 정도를 마신다. 그밖에 짬이 날 때마다 약간씩의 물을 수시로 마시면 좋다.

물 전문 과학자들은 "물은 차가울수록 좋다"는 주장을 한다. 이 말은 물분자는 온도가 내려갈수록 6각형의 고리 모양인 '육각수'를 형성하며, 이것이 DNA, RNA 등 생체 분자들과 잘 어울리는 이점이 있어서 우리 몸에 좋은 역할을 한다는 것이다.

술 마실 때에도 물을 많이 먹으면 좋다. 이는 술 마시면서 물을 많이 먹으면 알코올이 희석돼 체내에 흡수되는 알코올의 농도가 묽어지며, 동시에 오줌을 통해 알코올이 배출돼 간의 부담이 줄어들기 때문이다.

물은 생수라야 좋다. 끓인 물과 생수는 그 성질이 전혀 다르다. 끓인 물을 식혔다가 화초에 계속해서 주면 화초는 시들고 마는데, 이는 실험을 통해 증명할 수 있다.

사람의 인체도 끓인 물만 마시면 조직이 쉽게 생기를 잃는다. 그리고 생기를 잃은 조직은 추하게 노화시키고, 기억력을 감퇴시키며 노폐물을 더욱 쌓이게 한다.

과음을 하고 나서 생수를 술의 2~3배쯤 마시면 술독이 해독되며, 설탕이 인체에 해로운 것이지만 생수를 마시면 설탕에 의한 해가 없어진다. 그리고 신경이 과민하며 가슴이 답답하고 열이 났다가 추워진다든지, 두통이 있는 증상에도 생수를 마시면 좋아진다.

오장육부를 보하는 음식들

❀

우리나라는 예로부터 콩으로 된 음식과 발효된 밑반찬을 많이 먹었기 때문에 음식보감의 측면에서는 몸에 아주 좋은 음식들을 섭생하고 있었던 셈이다. 이 중 된장이나 간장 같은 장류는 대단히 발달된 음식으로 세계적으로도 그 유례를 찾기 힘든 좋은 건강식이다. 또한 김치는 소화기능이 탁월한 우수한 발효식품으로 현재 전 세계적으로 김치의 효능에 대한 연구가 활발하게 진행되고 있다.

다음은 우리 몸의 각 장부를 보해 주는 좋은 음식들이다.

〈간과 담을 보하는 음식〉

간과 담에 좋은 음식은 동물의 간 특히 소의 간이 좋다. 소의 간은 반드시 삶아 먹어야 하는데, 생간에는 균이 있을 수 있기 때문이다. 쓸개와 간이 모두 안 좋은 사람에게는 웅담이 좋다.

음식으로는 수수가 좋다. 수수떡도 좋고, 차수수 가루를 내서 부침을 해먹어도 좋다. 기장쌀도 간을 보호하는 음식이다. 고기는 소고기가 좋은데 소고기는 그 성분이 평무독하고 온(더운 성분)해서 좋다. 생선으로는 대구나 조기가 좋다. 특히 조기는 독이 없어 사람 몸에는 안성맞춤인 생선이다. 간에는 전복도 좋다.

야채로는 부추가 좋다. 날로 먹는 것도 좋지만 살짝 데쳐서 무쳐 먹어도 별미이다. 또한 순무는 간과 호흡기에 좋은 야채이다. 과일은 산딸기, 산수유, 모과가 좋고, 그 밖에 더덕, 밀, 총백(흰파 뿌리), 차전자(질경이 씨앗) 등이 좋다.

〈심장을 보하는 음식〉

심장에 좋은 음식으로는 오미자, 팥, 개고기, 부추 등이 있다. 심장이 약해져서 혈압이 떨어지거나 맥박이 약해지면 오미자나 부추 등을 먹는다. 심장이 너무 빨리 뛰어서 가슴이 답답하면 볶은 소금을 가루 내어 물에 섞어 먹거나 감초를 달여 먹는다. 심장을 튼튼하게 해주는 약초로는 연밥, 금박, 은막, 석창포, 팥, 살구, 치자, 달걀 등이 좋다. 우황청심원은 심장병으로 위급한 상황이 닥쳤을 때 구급약으로만 복용해야 한다.

〈비장을 보하는 음식〉

비장의 병을 치료하는 데 효과가 있는 음식으로는 콩, 밤, 미역,

쇠고기, 대추, 아욱 등을 들 수 있다. 과식하거나 급히 음식을 먹다가 체하면 배가 더부룩하고 답답하다. 이때 콩, 밤, 미역을 먹으면 저절로 체기가 가라앉는다. 탱자 열매는 비장의 소화를 도와주는 역할을 한다. 또한 꿀이나 흑설탕을 자주 먹으면 비장의 기운이 보충된다. 이밖에도 귤 껍질, 엿, 좁쌀, 곶감, 붕어 등이 비장을 튼튼하게 하고 체기를 내리는 데 좋은 음식들이다.

〈폐와 대장을 보하는 음식〉

폐와 대장은 호흡기와 대장을 말하는데, 여기에는 기름을 제거한 소고기와 닭고기가 좋다. 생선은 흰살 생선이 좋은데, 특히 조기, 대구, 병어, 갈치가 좋다. 호두, 잣, 은행, 살구씨 등을 조금씩 음식에 넣어 먹어도 좋고, 은행은 구워서 하루에 열 개 내외로 상복하는 것도 좋은 섭생법이다.

야채 중에는 버섯과 무화과가 폐와 대장을 보호하는데 상당히 좋은 음식이다. 무는 날로 먹지 말고 나물을 해서 먹거나 생선을 조릴 때 밑에 깔아서 조려 먹는 것이 좋다. 머위를 쪄서 조금씩만 약 복용하듯이 상용하는 것도 좋다. 우엉, 연근, 더덕, 도라지 등도 음식으로 조리해서 먹으면 폐와 대장에 좋다. 특별히 폐에는 오미자, 맥문동, 기장, 우유, 달걀흰자위 등이 좋다. 순무는 간을 보호하며 호흡기에도 좋은 야채이다. 해초로는 미역, 다시마, 김, 톳 등이 좋다. 대장이 안 좋을 때는 차조나 기장으로 밥을 지어 먹는 것이 좋다.

〈신장과 방광을 보하는 음식〉

신·방광을 동양의학에서는 종합적인 한 계통으로 본다. 즉 신(腎)이라는 기관이 따로 떨어져 있는 것이 아니고 장력, 자궁, 난소와 연관되어 있는 하나의 유기능 체계의 개념으로 총괄해서 신·방광이라고 본다. 그런 포괄적인 입장에서 봤을 때 생선은 흰살 생선이 좋고, 육류로는 소고기와 양고기, 닭고기 등이 신·방광을 보호하는 음식이다. 야채 중 특히 마는 즙을 내서 먹어도 좋고 그냥 쪄서 먹어도 좋다.

해조류에는 미역, 다시마, 김이 좋다. 무화과는 말린 것이나 날것이나 모두 다 좋다. 또 무, 부추, 당근, 우엉, 연뿌리, 연자육(연실, 연꽃이 지고 나면 열리는 열매), 소맥, 적소두(빨간 팥), 더덕, 도라지 등이 신·방광을 보하는 훌륭한 약재이자 음식이다.

신·방관을 보하는 강장 동물로는 자라가 있다. 또 잉어나 붕어도 푹 삶아서 물만 마시면 신·방광을 보하는 데 상당히 좋은 약선 음식이다.

신장에는 오미자, 산딸기, 백자인, 녹용, 밤, 검정콩 등이 아주 좋다.

〈위를 보하는 음식〉

위장을 튼튼하게 하는 식품으로는 칡뿌리, 생강 말린 것, 삽주뿌리, 인삼, 푸른 쌀, 보리, 양고기, 붕어, 조기, 귤 껍질, 개고기, 토란,

대추, 곶감, 부추 등이 있다. 하지만 위장병은 개인에 따라 체질적 요인이 각기 다르므로 약선식품의 복용법도 개인에 따라 각기 달리 처방해야 한다.

우리 몸을 활성화시키는 효소 이야기

최근 들어 건강에 관심이 많은 사람들 사이에서 가장 많이 찾는 영양식품으로 단연 '효소'를 꼽지 않을 수 없다. 요즘엔 다양한 효소 제품도 많이 나오고, 동양의학계에서도 효소의 중요성에 대해서 많이 이야기한다. 그런데 효소가 유산균처럼 살아 있는 것으로 아는 사람이 의외로 많다. 효소도 단백질이다. 효소는 우리 몸에서 아주 중요한 단백질로, 단백질 중에서 최고의 단백질이라고 볼 수 있다. 효소는 우리 몸에서 아주 다양한 화학반응을 일으키는 촉매제이자 제어 역할을 하는 매개체이기 때문이다. 영양소의 소화와 흡수, 영양소의 대사, 각종 해독작용, 에너지 대사, 면역작용(항체도 단백질), 배설작용 등 효소는 우리 몸 전체의 모든 화학반응을 일으키는 아주 중요한 매개체로 인체의 생명을 유지시키는 우리 몸의 파수꾼인 것이다.

비타민과 미네랄은 효소의 기능을 도와주는 보조 역할을 하기 때문에 조효소라고 부른다. 효소가 없다면 비타민과 미네랄도 인체에서 별 효과를 내지 못하는 것이다. 이처럼 인체의 신진대사기능에 효소는 빼어난 윤활유 역할을 하며 인간의 생명 유지 시스템을 건강하게 유지시키는 첨병의 역할을 한다고 해도 과언이 아니다.

이렇게 중요한 효소의 단백질의 기능으로 인해 식물성 단백질과 동물성 단백질을 골고루 섭취해야겠지만, 동물인 인간에게는 활용도가 더 높은 동물성 단백질의 섭취가 중요하다. 대신 단백질은 조금만 섭취하는 것이 좋다. 소량의 단백질만으로도 우리 몸은 충분히 건강을 유지할 수 있다.

발효식품과 야채를 많이 먹으면 충분한 효소 섭취

효소의 종류는 아주 많지만 우리가 세세하게 다 알아야 할 필요는 없다. 효소의 종류를 세세하게 안다고 해서 병을 고칠 수 있는 건 아니다. 더더욱 우리 인간이 모르는 효소도 아주 많이 존재한다. 그래서 효소를 활용할 때는 나무보다는 숲을 보는 지혜를 가지고 접근하는 것이 좋다. 의학전문가들이나 효소식품 관련 전문가들은 효소가 열에 약해서 생으로 먹어야 된다고 이야기한다. 그래서 녹즙이나 생식 등으로 많이 먹는데, 효소가 단백질이기 때문에 열에 의해서 변성되기 때문이라고 한다.

변성이라고 하면 뭔가 변질된 것 같은 느낌이 들지만 쉽게 말해 단백질 변성이라는 건 여러 실타래가 복잡하게 꼬여 있는 상태를 연상하면 된다. 단백질은 3차, 4차 구조로 아주 복잡하게 얽혀 있어서 열을 가하면 그 구조가 좀 풀려져서 소화는 원재료였을 때보다는 훨씬 잘 되게 된다. 예를 들자면 생고기보다는 익힌 고기가 소화가 잘 되는데, 열에 의해 단백질이 좀 풀렸기 때문이다.

이렇게 본다면 단백질에 열을 가한다는 것은 아주 가볍게 소화단계를 한 번 거치는 과정이라고 볼 수도 있다. 생고기나 익힌 고기나 소화되는 정도는 다르겠지만 결국 아미노산으로 쪼개진다. 쪼개진 아미노산은 인체 내로 흡수되어 다시 단백질로 합성되는데, '단백질합체론'에 따라 다시 원래 단백질로 합성되어 이용되는 것이다.

그럼 효소는 어떨까? 효소도 종류에 따라 다 다르겠지만 보통 수십 개 이상의 아미노산으로 구성되어 있다. 열처리가 되면 열에 의해 꼬인 실타래가 좀 풀리고, 인체 소화기관에서 아미노산으로 쪼개진다. 쪼개진 아미노산은 체내로 흡수되어 다시 단백질로 합성되는 단계를 거친다.

열처리가 되었다고 효소의 효능이 떨어질까? 그렇진 않다. 효소를 열처리했든 안 했든 쪼개지고 나면 같은 아미노산이 된다. 효소든 쇠고기든 쪼개지면 아미노산이 되는 것이고 인체로 흡수되면 다

같은 아미노산에 불과한 것이다. 열처리가 되었든 안 되었든 효소의 효능은 별 영향이 없는 것이라고 볼 수 있다.

김치나 된장 같은 발효음식은 유익균이 많이 들어 있다. 이 유익균은 인체에 유익한 효소를 생산해서 인체를 건강하게 유지해 준다. 그 효소는 단백질이기 때문에 김치나 된장 같은 발효음식을 끓여 먹어도 거기에 함유된 효소는 여전히 우리 몸에서 좋은 기능을 한다고 보면 된다. 혈기 왕성한 한창 때는 뭐든 잘 먹으면 된다. 물론 체중이 계속 늘어날 정도로 먹는 것은 안 되지만. 세월의 흐름에 따라 양기가 떨어지고 몸이 냉해지기 시작하면 채소류는 익혀 먹는 게 좋다. 익히면 채소 속에 있는 독소가 중화되고 세균도 제거된다.

토마토, 야채, 백포도주는
폐 건강에 도움이 된다

우리 몸은 혈액 순환을 맡은 심장, 산소를 공급하는 폐, 인체의 화학공장인 간, 소화, 흡수, 배설을 맡은 장, 소화액과 호르몬을 분비하는 췌장, 노폐물을 여과하는 신장, 생식을 관장하는 생식기, 우리 몸을 보하는 뼈, 관절, 근육, 몸을 감싸고 있는 피부, 우리 몸을 통솔하는 중추기관인 뇌 등으로 구성되어 있다.

먼저 이 각 기관들이 어떤 일을 하고 있는지 명확하게 알면 어떻게 해야 우리 몸을 잘 돌볼 수 있는지 알게 될 것이고, 어떤 생활이 그 기관들을 망가뜨려 건강을 해치게 만드는지도 구체적으로 깨닫게 될 것이다. 올바른 음식을 섭취하는 것은 폐 건강에 중요하다. 사람은 수곡정기(水穀精氣)로 에너지를 얻는다. 공기 중의 산소를 들이마시면 그 중 꽤 많은 양이 과산화물이라는 독성물질로 변한다. 과산화물은 리디칼이라는 화학물질로 세포 손상을 일으키는데, 이

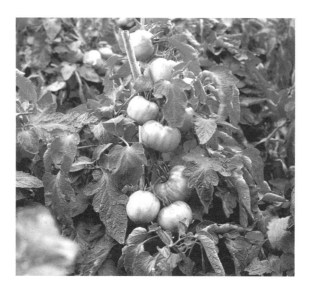

토마토

를 예방하려면 항산화제가 많이 함유된 자연에서 나는 음식을 먹어야 한다. 항산화제는 신선한 야채와 과일에 많이 들어 있다. 토마토와 도라지, 백포도주는 폐 건강에 좋다. 절인 고기를 조금만 먹는 것역시 폐 건강 유지에 도움이 된다. 45세 이상의 성인을 대상으로 한조사에 따르면 절인 고기를 자주 섭취하면 폐기능이 감소하고 만성폐쇄성 폐질환의 위험성이 증가하는 것으로 나타났다.

규칙적인 운동, 과일·야채·생선·통곡물 식사로 건강한 신체를

신체적 건강이란 조기 질병의 위험성이 적으며, 다양한 신체적 활동에 참가할 만한 행복한 상태를 말한다. 우리 몸이 이 상태를 유지하기 위해서는 1주일에 4~5회 강도 높은 운동이 필요하고 과일, 야채, 생선, 통곡물이 포함된 식사를 하되 건강에 좋지 않는 포화지방은 가급적 피해야 한다. 아울러 백해무익한 담배는 단연코 끊어야 하고 과음이나 마약 복용, 불건전한 성관계도 피해야 하며 정서적 건강에도 신경 써야 한다. 인체는 민감하다. 생각 없이 중요한 각종 장기에 쌓아두고 있는 지방은 간에도 쌓인다. 이 지방이 계속 쌓이면 비알콜성 지방간을 앓게 된다. 이 병은 간을, 그리고 당신 몸을 망치는 아주 골치 아픈 수단이 된다. 비알콜성 지방간은 다양한 질병을 일으킨다. 그중 가장 흔한 것은 간에 지방이 축적되는 지방증이라는 병이다. 그 다음은 비알콜성 지방간염이다. 간에 쌓인 지방이 염증을 일으키는 몹시도 끔찍한 병이다. 결국 간경변까지 걸리게 된다.

인생이란 건강한 몸과 마음으로 행복을 찾아 나가는 여정이다. 이 행복엔 책임이 따른다. 건강 또한 자신의 책임이다. 우리에겐 행복하고 건강하게 살 권리가 있지만, 이 권리는 다른 권리들과 마찬

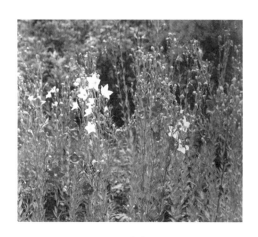

도라지

가지로 자신의 노력에 의해서만 얻을 수 있는 것이다. 삶을 충만하게 즐겨라. 단, 아무리 충만한 삶을 즐길 수 있는 여건이 갖춰진다해도 건강을 잃으면 아무 소용이 없다는 것을 결코 잊어서는 안 된다.(聖人不治已病治未病: 성인은 이미 발생한 병을 치료하는 것이 아니고병이 발생하기 전에 미리 치료한다) 동양의학의 전신인《황제내경(黃帝內徑)》〈사기조신대론(四氣調身大論)〉(BC 475~221)에 기록되어있는 한 구절을 인용했다.

혈관을 청소해주는
약식동근(藥食同根) 음식들

우리 몸에서 혈액 순환이 순조로워야 신진대사가 활발해지고 건강한 몸상태를 유지할 수 있음은 동·서양 의학 모두에서 강조하는 부분이다. 피가 맑고, 피의 흐름이 원활하다는 건 그만큼 몸 안의 어느 기관에서도 막힌 곳이 없이 각각의 인체 내 역할을 잘 수행하고 있다는 것을 의미한다. 이 말을 반대로 하면 피가 맑지 못하고, 혈액의 흐름이 원활하지 못하면 건강에 적신호가 켜지고 있는 상태라고 보면 틀림이 없을 것이다.

예부터 우리가 즐겨 먹던 야채나 생선, 해조류에는 우리 몸의 피의 순환을 자연스럽게 하고 혈관을 청소해주는 기능을 담당하는 음식들이 많았다. 대표적인 약식동근 음식들로 부추, 두부, 꽁치, 생강, 당근, 다시마, 검은깨 등이 있다.

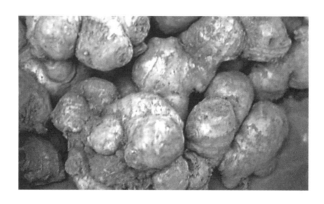

생강

　묵은 피를 걸러주는 부추의 한약재 명은 구채(韭菜)로 온신장양
(溫腎壯陽) 산혈해독(産血解毒)의 작용을 하며 만성위염, 식도암 예
방에도 도움이 되며 요슬산통(腰膝酸痛)에도 도움이 된다.

　콜레스테롤을 녹이는 꽁치, 고지혈증을 예방하는 두부는 익기양
혈(益氣養血)작용으로 기와 혈을 보하며 건비관중(健脾寬中)작용으
로 비장을 보하여 감정을 억눌러 생긴 기의 막힘을 트이게 한다.

　혈액의 길을 뚫어주는 생강(生薑)은 맛은 맵고 성질은 따뜻하다.
생강은 기력을 돕고 피를 활발하게 하며, 냉증과 풍증을 제거하며
해독소염작용을 한다.

　혈액 응고를 막는 당근은 폐를 보하고 비장을 튼튼하게 하며 고
혈압, 변비, 야맹증 등에 좋으며 당근은 맛이 달고 매우며 성질은 따
뜻하고 독이 없다. 청열해독(淸熱解毒)작용으로 열을 식히고 독을

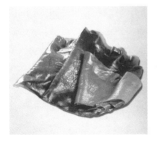
다시마

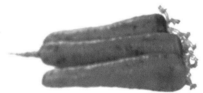
당근

제거하고 건비화습(健脾化濕)작용으로 비장을 보하여 습사를 제거한다.

혈액의 독소를 빼내는 미역, 다시마는 결핵성 치료 효과와 수종, 각기병, 노인성 질환에 도움이 된다. 연견산결(軟堅散結)작용으로 어혈이 결집하고 적취나 나력 등을 형성하는 것을 사전에 막아준다. 다시마는 성질이 차고 미끄러우며 맛이 떫고 독이 없다. 갑상선종(甲狀腺腫)과 나력(瘰癧)을 치료하고 가슴의 적취(積聚)를 풀어주며, 복중에 뭉친 것을 터뜨리고 대소변을 순조롭게 하며 일체의 주종증을 치료하는 효과가 있다.

활성산소를 제거하는 강황(薑黃)은 커루커민 성분이 많아 동경지통(通經止痛)작용으로 경락이 잘 통하고 통증을 멎게 한다.

혈관조직의 산화를 막는 검은깨(黑脂麻)는 보간신(補肝腎) 한약재로 널리 알려져 있다.

먹으면 암 예방에 도움이 되는 음식들

❧

식습관은 암 유발에 직접적인 영향을 끼친다. 주로 채소를 잘 먹지 않거나 육류 중심의 식습관을 지닌 사람들이 암에 노출될 위험이 높은 사람들이다. 암에 걸리기 쉬운 사람들의 식습관에는 어떤 것들이 있을까.

첫째, 녹황색 채소를 먹지 않는 사람이 암에 걸릴 확률이 있다.

이런 사람들은 녹황색 채소에 포함된 암 예방 성분인 카로틴이 부족해 암에 노출되기 쉽다.

둘째, 채소를 먹지 않는 사람이 암에 걸릴 확률이 있다. 이런 사람들은 식물성 섬유나 비타민군의 부족으로 암에 걸리기 쉬운 체질로 된다.

셋째, 우유를 마시지 않는 사람이 암에 걸릴 확률이 있다. 이런 사람들은 위벽을 튼튼히 하지 못해 위암에 걸리기 쉽다.

넷째, 육류 중심의 식사를 하는 사람이 암에 걸릴 확률이 있다. 이런 사람들은 동물성 지방의 과잉섭취로 대장암이나 위암에 걸리기 쉽다.

다섯째, 과음을 하는 사람들이 암에 걸릴 확률이 있다. 이런 사람들은 소화기계통의 암이나 간암에 걸리기 쉽다.

여섯째, 담배를 피우는 사람이 암에 걸릴 확률이 있다. 이런 사람들은 암을 비롯해 호흡기계통 병에 걸릴 위험성이 증가한다.

암을 예방하는 식습관으로 건강한 몸 관리를

———

그렇다면 암을 예방하는 식습관에는 어떤 것이 있을까?

첫째, 영양을 골고루 섭취해야 한다. 여러 가지 식품을 골고루 섭취하여 균형 있는 영양을 공급받음으로써 암을 예방할 수 있는 신체적 조건을 만들어야 한다.

둘째, 같은 식품을 계속 먹지 말아야 한다. 음식물에 포함된 소량의 발암물질도 장기간에 많이 먹게 되면 나쁜 영향을 미친다. 식품교환표를 익혀 변화 있게 영양을 섭취하도록 한다.

셋째, 과식을 피해야 한다. 지나친 영양의 섭취는 암세포의 증식을 촉진한다. 소나기 밥을 먹거나 음식을 빨리 먹는 습관도 위암 발생의 원인이 된다.

넷째, 술과 담배는 최대한 줄인다. 지나친 과음이나 습관적인 음주는 구강암, 식도암, 간경변, 심하면 간암으로까지 이어진다. 1주일에 2-3일 정도는 술을 마시지 말고 몸을 쉬도록 한다. 흡연은 본인뿐만 아니라 주위 사람에게도 폐암에 걸릴 확률을 높여주므로 줄이거나 끊는 것이 좋다.

다섯째, 지나치게 짠 음식이나 매운 음식은 피한다. 지나치게 짠 음식이나 매운 음식은 자극이 강해 위암의 원인이 된다. 너무 뜨거운 음식도 위와 식도를 자극하므로 식혀서 먹도록 하자.

여섯째, 자외선의 과다노출을 피해야 한다. 자외선에 오래도록 노출이 되면 피부세포의 유전자에 이상이 생겨 피부암을 일으킬 가능성이 높다.

암을 예방하는 데 좋은 식품

위암	**우유**	위암과 식도암을 예방하고, 양질의 단백질과 지방이 식도와 위 점막을 보호
	식물성 비타민A(당근, 호박 등 녹황색 채소)	소화기암을 예방하고, 뛰어난 항산화제로 점막을 보호
	동물성 비타민A(닭고기, 돼지고기, 장어, 버터 등)	소화기암을 예방하고 뛰어난 항산화제로 점막을 보호
폐암	**엽산(녹색 잎 채소)**	폐암치료와 예방, 열에 약해서 생이나 살짝 데쳐 먹음
	B12(계란 노른자)	폐암치료와 예방
	당근	올리브유로 조리해 오렌지나 키위와 함께 먹음
간암	**감초**	간기능 개선과 해독작용
	된장	간을 좋게 하는 식품임
	참깨	간을 좋게 하는 식품임
	동물의 연골이나 껍질부위에 풍부한 콜라겐	간암의 면역력을 높임
대장암	**식이섬유(통곡물, 야채, 과일, 해초류)**	대장암을 예방하는 음식
	식이섬유 음료	대장암을 예방하는 음식
	유산균 음료, 생수를 하루 여덟 잔 이상	대장암을 예방하는 음식
유방암	**콩**	식물성 호르몬인 아이소플라본 함유, 유방암을 예방함

3장

·

이중희 박사의
생활건강 이야기

백초당한약품 이중희 박사의 40여 년 정성으로 우려낸
한약·음식·자연치유·동양의학으로 내 몸을 살리는
건강하게 행복해지는 100세 자연치유 한방건강법!

40년간 배운 20개의 인생교훈

❦

백초당한약품을 창업한 지 40년을 기념해 내 인생을 통해 배운 20가지 교훈을 전하고 싶어 여기 적어본다.

술은 줄여야겠다 부터 치과의사는 피하면 안 된다는 것까지 내 경험에서 우러난 것들이 다양하다.

누구나 부족하거나 자격이 없다고 스스로 말하지 말자. 주위 세상을 둘러보라, 결코 모자라지 않다.

자기 비하를 하지 말라. 그것이 자기혐오로 굴러 떨어져서는 더더욱 안 된다.

자신을 남과 비교하지 말라. 정신 건강의 재앙이 된다. 당장 끊어버려라.

새 직장 제의를 받으면 가능할 것으로 추정되는 것보다 더 많은 보수를 달라고 하라. 채용 과정에서 높은 임금을 요구하지 않으면, 입사 후엔 훨씬 더 어려워진다.

어느 누구도 당신이 생각하는 것만큼 많은 섹스를 하지는 않는다.

섣달 그믐날은 끔찍하다. 돌아다니는 건 30일에 하고, 31일은 조용히 보내라.

인생의 기대치를 낮춰라. 실망을 덜 하게 된다.

평생직장 그런 건 없다.

빚은 영혼을 파괴하는 문젯거리다. 당신이 당신의 삶을 살지 못하게 한다.

즐기지 않는 책이나 TV쇼는 포기해 버려라.

책을 쓴 사람에겐 경의를 표하라. 아무리 형편없는 책이라도 책을 쓴다는 건 엄청난 일이다.

또한 책은 징검다리다. 서로의 지식을 후대에 남겨놓는 좋은 자료가 된다.

매사에 시간을 잘 지키도록 하라.

당신이 좋아하는 운동을 찾아서 정기적으로 하라.

당신 인생에서 중요한 사람의 중요한 것엔 관심을 보이도록 노력하라.

친구와 우정에 공을 들여라.

나이가 들수록 형제자매에 대한 더 많은 감사와 존중과 사랑을 가져라.

술을 줄여라. 턱에 한 방 맞고 넘어진 권투선수는 다시 일어설 수 있지만, 배를 맞고 쓰러지면 영 못 일어난다.

인생관은 바뀐다.

자식 사랑도 중요하지만
내 몸도 챙겨야 한다

🌸

자식만 사랑할 게 아니라 본인의 몸도 사랑해야 한다. 그래야만 더 건강한 몸으로 더 오래 자식 곁을 지켜 줄 수 있다. 고혈압, 신부전 같은 외인(外因)과 분노, 슬픔, 두려움, 부정적인 감정 같은 내인(內因) 등으로 병이 생긴다. 하수구에 찌꺼기가 많아서 혈액이 지나는 통로가 막힌 사람의 배는 차갑고 얼굴은 뜨겁다. 불임자(不姙者)는 임신 되는 것이 인생의 최대고민이다. 큰 병에 걸린 후에야 건강의 소중함을 절실히 깨닫는다. 이미 죽어 버린 사람을 다시 살려낼 수 없고 이미 망해버린 나라는 다시 회복하기 어렵다. 미병(未病)의 단계에서 건강의 소중함을 깨닫고 서둘러 치료하는 사람을 동의보감에서는 성인(聖人)이라 불렀다. 꼭 인류를 위해서 자신을 희생한 사람만이 성인이 아니다. 아무도 건강의 가치를 돌보지 않을 때 미리 병을 예방할 수 있는 지혜를 가진 사람이 바로 성인이다. "성인은 아직 생기지 않은 병을 미리 치료하고 앞으로 생길 수 있는 질병을 미리 알았으니 이는 참으로 훌륭하다.”(동의보감 잡병편 풍문) 사람의 몸이 소중한 까닭은 부모에게서 물려받았기 때문이다. 인간은 물 속에서 사는 물고기처럼 기(氣) 속에서 사는 존재이다. 물이 탁하면 물고기도 여위고 기가 탁하면 인간은 병드는 법이다. 나쁜 기운이 사람을 병들게 하고 죽은 기를 가까이하면 원기를 어지럽힌다.

우리 몸의 소화계와 해독계를 보완하는 소식과 절식

항생제는 유해한 세균만 죽이는 것이 아니라 유익한 세균도 함께 죽인다. 장내 세균충의 중요한 작용중 하나가 바로 소화작용을 돕는 것인데 항생제 때문에 장내 세균충의 작용이 저해되어서 소화불량 증세가 생긴다. 림프액이 탁해지고 백혈구 활동을 저해하면 면역체의 형성을 방해하므로 결국 질병 회복이 어렵게 된다. 동물들도 병이 들면 스스로 단식을 하면서 몸을 추스르는 법을 안다. 이는 소화계로 가는 에너지를 줄여서 병과 싸워서 이기는 것에 힘이 집중되기 위해서다. 우리 몸의 소화계와 해독계는 소식(小食)과 절식(節食) 등으로 타고난 체질은 못 바꾸어도 보완할 수는 있다. 허약유전자를 강골 유전자로, 노화 유전자를 회춘 유전자를 바꾸지는 못해도 개선하는 방법은 얼마든지 있다. 선천지기가 있고 후천지기가 있으므로 좀 전에 먹은 식사. 생각과 행동에 의해 후천지기가 만들어진다. 온천은 묵은 때를 뽑아내는데 도움을 준다. 암 환자들이 시골로 들어가 자연음식을 먹고 자연에서 마음 편한 요양을 하는 경우도 일종의 디톡스 요법의 하나다.

천연식품과 마음의 디톡스인 단식으로
심신이 평안하면 행복한 인생이다

———

단백질이 아미노산으로 바뀌고 탄수화물이 포도당으로 바뀌려면 소화작용이 일어나는 효소가 필요하다. 식품첨가식품 중에 보존료가 제일 많다. 감미료식품을 변질되지 않게 해주는 방부제와 감칠맛을 더해주는 인공조미료를 가장 많이 첨가했다는 것이다. 자연식 자체가 가장 좋은 해독방법이다. 매일 먹는 음식에 따라 몸이 편안해질 수도 있고 불편해질 수도 있다. 식물 스스로 시들거나 썩지 않으려고 만들어내는 기능성 영양소를 사람이 섭취한다면 사람 역시 시들거나 썩지 않을 수 있다. 이러한 효과는 합성물질이나 가공식품에서는 절대로 얻을 수 없다. 오직 천연식품에서만 찾을 수 있다.

예수나 석가가 물만 마시며 단식을 한 것은 마음을 비우고 깨달

음을 얻기 위한 종교적인 행위였다. 그런데 현대에 이르러 이러한 물 단식은 디톡스에 포함하여 질병치료에 이용하고 있다. 조선시대만 해도 임금이 정사(精邪)에 마음이 지치고 질병으로 몸이 찌들면 몸과 마음의 회복을 위해 온천을 찾았는데 현재의 디톡스와 별다를 게 없다. 궁궐을 벗어나 공기 좋고 물 좋은 곳에서 요양하면서 온천에 몸을 담그고 몸과 마음의 묵은 때를 벗겨내는 것이 현대의 디톡스 법이다. 암 환자들이 도시를 떠나 시골로 들어가 자연의 음식을 먹고 마음을 편하게 하면서 요양하는 것 역시 디톡스이며 물 단식이 가장 오래되었다.

간(肝) 해독도 대소변을 통해 먼저 일어난다. 림프 해독은 설사를 일으키게 해 몸 안의 독소를 배출시키는 해독법이다. 황산마그네슘과 비타민C를 포도주스, 오렌지주스, 자몽주스 등에 섞은 혼합주스에 녹여 1일 5회 정도 복용하면 설사를 하게 된다. 이렇게 하면 설사가 유발되는데 설사를 통해 림프액 속에 쌓여 있는 노폐물이 배출되어 깨끗해짐을 알 수 있다. 소식(小食)과 절식(節食) 그리고 충분한 수면 등이 이어지면서 내가 좋아하는 음식을 먹으면 좋은 세포가 생긴다. 음식을 씹는 자체가 행복이며 즐겁게 씹으면 즐겁게 만드는 호르몬이 분비된다는 것을 이해했으면 한다.

좋은 아내와 좋은 남편 되는 길의 진단표

맛있는 음식이 있으면 아이보다 남편을 먼저 챙긴다. 부부싸움을 할 땐 과거 이야기를 모두 꺼내며 말하지 않는다. 좋은 아내가 갖추어야 할 덕목들을 살펴보는 체크리스트를 보면 15가지 항목을 보면서 확실히 그렇다면 5점, 그렇다면 4점, 약간 그렇다면 3점, 그렇지 않은 편이다 하면 2점, 그렇지 않다면 1점을 적어 넣는다. 1번부터 15번까지 쓴 점수를 합산해보면 내가 몇 점짜리 아내인지 알 수 있다. 내조의 여왕보다 친구 같은 아내가 최고 좋은 아내다. 남편과의 동반 외출을 좋아한다 등의 항목이 있다.

옛날에는 자식 잘 챙기고, 남편이 집안 걱정 없이 바깥일을 잘하도록 돕는 내조의 여왕이 좋은 아내 기준이었다면, 요즘은 세월이 지나도 남편을 친한 친구 대하듯 해주는 아내가 좋은 아내가 된다. 여성의 사회 진출로 맞벌이 가구가 늘어나면서 좋은 아내상도 변했다는 것이다. 집안일에 참여하는 남편이 늘어난 만큼 남편이 청소를 마치면, 잔소리거리가 있어도 칭찬을 먼저 해야 한다. 남자는 나이가 들면 속 얘기할 친구도 줄어드는데 연애할 때 베스트프렌드였던 아내와 소원해지면 더 외롭고 속상한 감정이 들 수밖에 없다. 가정에서 기죽어 사는 남편들에 대한 배려도 돋보여야 한다.

남편들로부터 세상이 달라졌다. 아내에게 기죽어 사는 남편들이 갈수록 늘어만 가는 것이 현주소다. 부부가 서로 배려하고 소통하고 공감할 때 비로소 화목한 가정을 이룬다는 것을 알리기 위해 좋은 아내 진단표를 참고하자. 남편의 승진, 소득, 성격, 선물 등을 이웃과 비교하지 않는다 등의 항목도 이런 차원에서 넣었다. 좋은 아빠 되게 아내가 도와야 한다. 남편이 좋은 아내가 될 수 있는 여건을 만들어주는 것도 좋은 아내의 덕목이다. 남편들의 육아 참여가 예전보다 늘긴 했지만, 아직 아내의 육아 부담이 큰 것이 현실이다.

좋은 아빠가 되고 싶다면 부단한 노력을 해야 한다. 아빠가 아무리 노력을 해도 아내만큼 아이를 잘 돌보지 못하겠다며 고민하는 남편들도 있다. 남편이 적극적으로 육아를 하고 싶어 해도 아내만큼 잘하기 어렵기 때문에 아내의 도움이 필요하다는 것이다. 그렇기 때문에 자녀 양육과 훈육을 공동으로 해야 한다. 요즘 부부들은 내 아이를 자기 주도적으로 키우려고 하는 편이다. 부부가 공동 육아를 하는 것은 꼭 아내의 육아 부담을 줄이기 위한 것 뿐 아니라,

남편이 아이에게 좋은 아빠가 될 수 있는 기회를 주는 것이다. 남편보다 공감능력이 좋은 아내들이 육아에 서툰 남편이 아이와 친해질 수 있도록 도와주고 일방적인 양육관을 강요하지 않는 것이 필요하다.

체크리스트는 총점이 70점 이상이면 가정의 행복을 만들고 지혜로운 금상첨화(錦上添花)형 아내며, 60점대면 남편에게 공감과 배려를 잘하는 간담상조(肝膽相照)형 아내다. 점수가 낮을수록 양보와 배려가 부족한 아내인데, 30점대면 문제 원인은 남편이라고 생각하는 아내로 볼 수 있고, 총점이 30점 이하면 단지 무늬만 아내일 수 있으니 주의가 절실히 필요하다.

좋은 아내 진단표 ───

- 확실히 그렇다 **5점**
- 그렇다 **4점**
- 약간 그렇다 **3점**
- 그렇지 않은 편이다 **2점**
- 그렇지 않다 **1점**

1 남편과 친한 친구 같은 사이로 지낸다.

2 남편과 동반 외출을 좋아한다.

3 맛있는 음식은 아이보다 남편을 먼저 챙긴다.

4 남편이 주는 작은 선물이라도 큰 선물처럼 좋아해 준다.

5 남편이 청소를 마치면 잔소리거리가 있어도 칭찬을 먼저 한다.

6 이불 속에 들어가면 스마트폰을 보지 않는다.

7 친정보다 본가의 애경사를 잘 챙기는 편이다.

8 행복한 가정이란 돈보다 사람의 관계가 더 중요하다고 생각한다.

9 남편의 승진, 소득, 성격, 선물 등을 이웃과 비교하지 않는다.

10 자녀 양육과 훈육을 공동으로 한다.

11 내 아이를 자기 주도적으로 키우려고 하는 편이다.

12 남편에게 실수나 실패가 벌어지면 우선 위로를 먼저 한다.

13 남편과 대화 중 '짜증나'라는 표현을 사용하지 않는다.

14 남편에게 고민이 있다고 생각되면 먼저 물어보는 편이다.

15 부부싸움을 할 땐 과거 이야기를 모두 꺼내며 말하지 않는다.

좋은 아내 점수 ———

70점 이상 가정의 행복을 만드는 지혜로운 아내.

60~69점 남편에게 공감과 배려를 잘하는 아내.

50~59점 남편의 기를 살려주는 현명한 아내.

40~49점 남편이 확 바뀌기를 바라는 아내.

30~39점 문제의 원인은 남편이라고 생각하는 아내.

30점 이하 단지, 무늬만 아내. 나 아내 맞어 형.

혼자서 제일 즐기기 좋은 것이 책이다

누구에게나 선호하는 독서 장소가 있는 법이다. 김 대표는 대표 이사실이지만 최 선생에게는 욕조이고, 중·고등학생들은 대부분 침대일 것이다. 필자가 고백하자면 기차는 내가 가장 좋아하는 독서 장소가 되기도 한다. 중학생 때 학교 가기 위해 탔던 기차 안에서 책 한 권을 다 읽고 목적지를 지나 버린 적이 생각난다. 낯선 도시에 갈 때 단지 책을 읽기 위해서 완행열차를 탈 때도 있다. 떠나기 위해서가 아니라 오직 책 읽기 위해서 종종 열차에 오른 적이 있다. 그럴 때 오롯이 나인 것 같은 기분이 든다. 표정훈의 《책 혼자 남은 밤》은 "당신 곁의 책은 밤 열차에서 홀로 책 읽는 여자에게 사연이 있을 것이라는 상상에서 시작된다. 여자는 에드워드 호퍼의 그림 속 주인공이다." 열차와 독서, 자연스럽게 느껴지는 두 가지가 의외로 옆에 앉은 상대와 원치 않는 대화를 피하기 위한 수단으로 책이 부상하면서부터였다는 걸 알게 됐다. 19세기 초, 마차에서 철도로 여행의 수단이 바뀌면서 독서가 사람들의 일상이 되었다는 것이다.

독서는 철도 여행 초기부터 필수요소이자, 원하지 않는 대화를 피하는 수단이었다. 출판사들은 이런 수요에 빠르게 부응했다. 고전과 현대작품을 가리지 않고 싼값의 책을 내놓았던 것, 문고본 탄생의 배경으로 철도가 거론되는 이유다. 독서는 은밀하게 나 홀로 즐길 수 있는 고립의 시간을 준다. 책은 나를 빨아들이고 마음의 먹구름을 지워준다고 말한 건 철학자 몽테뉴. 풍경이 가득한 기차나 터널 안을 달리는 지하철 모두 좋은 독서장소인 건 열차의 흔들리는 리듬이 상상을 더 자극하기 때문인지도 모른다.

얼마 전 지하철에서 시집을 읽는 여인을 봤다. 나태주 시인의《꽃을 보듯 너는 본다》였다. 퇴근길 지하철 안이었지만 책을 읽는 동안은 시베리아 횡단열차가 될 수도 있다. 여기가 아닌 저기를 꿈꾼다는 점에서 독서는 여행과 맞닿아 있다. 혼자 책 읽는 사람을 보면 국적이 어느 나라이든 나이가 얼마든 무슨 일을 하든 모두가 가족처럼 느껴진다. 나도 꽃을 보듯 그녀를 보았다.

건강한 생활을 위한 팔계명

한평생 백초당한약품을 운영하며 한약을 달이듯 정성스럽게 세상을 살아온 나에게 동양의학은 내 인생의 가장 확실한 잣대였다.

내가 현대인들에게 권해 줄 수 있는 유일한 삶의 자세를 들라면 바로 '욕심을 버리라'는 말일 것이다. 한약품 대표로서 그럴듯한 금언을 기대한 독자들에게는 좀 실망스러울지도 모르지만 칠십 평생을 살아오면서 오롯이 나 하나를 지킬 수 있었던 것은 바로 이 한마디였다.

동양의학은 말 그대로 조화와 균형, 상생과 상극의 이치가 우리 몸 안에서 발현되는 오묘한 학문이다. 그러다 보니 가끔 세상일에 아등바등하다 지치고 병들어 나를 찾아온 분들을 보면 안쓰러운 마음을 넘어서 왜 저렇게 욕심이 많았을까 하는 측은한 마음이 들기도 한다. 독자 여러분께 내 평생 지키고자 노력한 건강한 삶에 대한 여덟 가지 지침을 소개해올리도록 하겠다.

하나, 허욕을 버리고 맑고 깨끗하게 산다.

현대인들은 무엇에 쫓기듯 바쁘게 빠르게 사느라 정신이 없는 것 같다. 물결치는 사람의 행렬 속에서 눈코 뜰 새 없이 바삐 움직이며 치열한 경쟁사회에서 낙오되지 않기 위해 이리저리 몰리다 보면 어느새 자신의 마음에 허욕이 깃드는 경우가 자주 생긴다. 동양의학에서는 몸이 건강하려면 마음을 바로 가져야 한다고 가르치고 있다. 사사로운 마음을 버리고 정도에 충실하며 정신이 맑아야 바른 인생의 자세가 나온다고 볼 수 있다. 하지만 이런 바람과는 달리 요즘 사람들은 쓸데없는 데 욕심을 많이 내는 것 같다. 그 욕심의 정도가 끝이 없어 직장과 가정, 대인관계에서도 자기가 우선되지 않으면 참을 수 없는 사람이 너무나도 많다. 돈에 대한 욕심은 더 말할 필요도 없다. 이러다 보니 벌써 마음에서 생겨나는 욕망의 병들이 정신적으로 그 사람을 흐트러지게 하고 그 증세는 조급한 출세욕을 불러 어느 것 하나에도 만족하지 못하는 욕구 불만의 생활이 이어지는 것이다.

따라서 현대를 살아가는 우리에겐 지금 무엇보다 욕심을 버리고 스스로 만족하는 생활의 지혜를 찾아야 할 때가 온 것이다. 그래야만 동양의학에서 말하는 우주를 닮은 심신을 지닌 자연인으로서 천기를 다 누릴 수 있는 것이다.

둘, 자연과 더불어 생활하고자 노력한다.

하루 일과를 시작하는 출근길에서부터 회사생활, 퇴근 후 집으로 돌아올 때가지 온통 회색빛 시멘트 바닥과 콘크리트 빌딩 숲 속에서 생활하다 보니 소위 '기력'을 얻을 만한 장소를 너무 많이 잃어버렸다. 이러한 직장인들에게 자연 속에 자신을 맡겨 보라고 말하고 싶다.

동양의학에서 말하는 건강한 생활은 결국 자연에서 나오는 건강한 흙과 바람과 이로운 나무와 숲의 향기 속에 자신의 몸을 기가 넘치는 상태로 자연스럽게 놓아두는 것을 말한다. 따라서 틈틈이 풍요로운 기의 원천인 자연의 품에 안겨 도시생활로 인해 피곤해진 몸과 마음을 자연의 치유력으로 회복해서 자연의 기를 충분히 받고 오는 소중한 시간이 필요한 것이다.

셋, 혼자 있는 시간을 자주 갖는다.

나는 지금까지 살아오면서 나를 빠뜨리고 어떤 일을 결정한 경우가 없다. 다시 말해서 누군가가 옆에서 조언도 해주고 보충 설명도 해주곤 하지만 중대한 결정을 내려야 할 때는 늘 스스로 결정하고 그 결과에도 책임을 졌던 것 같다.

하지만 요즘 사람들은 이리저리 휩쓸려 다녀 자신의 생각을 간직하고 있는 사람이 드문 것 같다. 인생은 어차피 자신과의 싸움이고, 자기가 책임져야 할 고독한 마라톤이다. 따라서 하루에 한 번쯤은 꼭 자기 혼자만의 시간을 가지고 본질적인 것에 대한 사색과 명상의 시간을 갖기를 감히 권하고 싶다.

넷, 매사를 긍정적으로 생각한다.

필자가 불치병에 걸린 환자를 보아도 사고방식이 낙천적인 사람과 비관적인 사람 사이에는 질병의 치유 효과가 천양지차임을 알 수 있었다. 필자나 환자의 예를 들지 않더라도 긍정적인 사고방식은 건강한 생활을 유지하는 데 꼭 필요한 요소 중 하나이다. 동양의학에서도 매사에 조화와 균형을 이루면서 스스로 자족할 줄 아는 사람을 건강한 사람의 한 유형으로 말하고 있다. 세상은 희망을 꿈꾸는 자의 몫이다. 그리고 그 희망은 절망의 반대편에서 활짝 웃음짓고 있는 것이다.

다섯, 넘치거나 모자라지 않도록 균형 잡힌 생활을 한다.

동양의학의 기본 개념은 넘치거나 모자람이 없는 몸의 상태를 유지하는 것이다. 이는 우리 몸의 오장육부가 다 그 나름의 적당한 역할을 할 때 건강함을 뜻한다. 또한 심적으로도 지나치게 어떤 생각에 집착하기보다는 적당히 한 생각에 집중하고 그 생각이 끝나면 다음 생각에 집중해야 마음의 병이 생기지 않는다고 본다. 이러한 균형의 지혜를 구체적으로 적용해 오장육부의 기능이 허해도 병이 생기고, 너무 과해도 병이 생기는 것으로 본다. 이는 침술이나 뜸 치료에도 마찬가지로 적용된다.

　필자가 느끼기에 인생을 살아가는 것도 동양의학에서 말하는 넘치지도 모자라지도 않은 상태와 별반 다르지 않은 것 같다. 사실 현대에 이르러서는 옛날처럼 못 먹어서 생기는 병보다는 너무 많이 먹어서 생기는 병이 훨씬 많아졌다. 당뇨병, 고지혈증, 위암, 대장암, 심장병 등을 동양의학에서는 전부 장부의 실한 기운이 넘쳐서 생겨나는 병으로 보는 경우가 많다. 이는 결국 우리의 일상생활에서 균형 잡힌 식생활과 세상사에 대한 폭넓은 이해, 여유 있는 정신생활이 건강한 삶을 유지하는 데 얼마나 큰 인생의 자양분인가를 확실히 깨닫게 해주는 동양의학의 지혜가 아닐까 생각한다.

여섯, 열심히 움직이자.

　나는 지금도 새벽 다섯 시면 일어나 단전 운동으로 하루를 시작한다. 내 몸의 배꼽을 문지르고, 발바닥을 주무르면서 시작하는 하루 일과는 칠십에 이른 노인 치고는 꽤 활달하게 아침을 맞이하는 격이다. 직장에서나 집에서 쉴 새 없이 움직이다 보면 내 몸 안의 나쁜 기운은 땀과 호흡으로 다 빠져 나간다. 일반인들에게는 하루 만 보만 걸으면 그게 제일 좋은 운동이다. 이 거리는 약 3km쯤 되며 부지런히 걸어 다니는 사람들에겐 따로 운동을 할 필요가 없는 거리에 해당한다. 따라서 시간이 없는 사무직 샐러리맨들에겐 강제로라도 운동을 하라고 권하고 싶다.

운동을 할 때에는 자신에게 알맞은 운동량을 고려해서 자신이 감당할 수 있을 만큼만 해야 한다. 쉬지 말고 움직이자. 하지만 열심히 움직이다가 피곤하다 싶으면 편안하게 쉬었다 하는 여유를 잊지 말도록 하자.

일곱, 자연식품을 먹자.

우리 땅에서 자란 야채나 과일, 어패류가 우리 몸에 가장 잘 맞는다. 우리 땅에서 정상적으로 자란 우리 농수산물이 우리 몸에 필요한 필수 영양 성분을 제대로 갖추고 있기 때문이다. 또한 제철에 난 농산물을 먹으면 우리 땅의 좋은 기운을 흡수할 수 있기 때문에 가급적 제철에 난 우리 농산물을 먹는 것이 건강에 좋다. 다시 말해 신토불이 음식이 바람직한 것이다. 건강식은 예로부터 우리 조상들께서 드시던 자연식품이다.

여덟, 술은 적게 마시고 담배는 끊는다.

아무리 강조해도 지나치지 않은 것이 바로 금연과 절주이다. 사실 동양의학의 입장만이 아니라 건강의 적은 지나친 과음과 흡연으로 비롯된다는 것쯤은 이제 상식으로 통하는 이야기이다.

특히 둘 중에서도 담배가 시급히 끊어야 할 기호식품이다. 의학 통계에도 나와 있듯이 담배는 폐암을 비롯해 모든 암을 일으키는 원인의 80%가 넘는 유해한 기호식품이며, 흡연은 주변 사람에게도 피해를 끼치는 아주 좋지 않은 습관으로 치부되고 있다. 또한 한국 사람들은 너무 잦은 술자리와 지나친 음주로 인해서 육체적인 피로뿐만이 아니라 정신적으로도 심각한 병적 징후를 보이는 성인이 많다. 술자리는 피할 수 없는 경우가 아니라면 일부러 만들지를 말며, 설령 피할 수 없는 술자리라도 예의를 갖추는 선에서 조금만 마시도록 음주 습관을 바꿀 필요가 있다.

지금이라도 술은 소량만, 담배는 끊자. 그때부터 당신의 건강 나이는 한층 젊어지고 무병장수의 새로운 희망을 만날 수 있을 것이다.

등산 후 허리관리

🌿

청명절에는 부지깽이를 꽂아도 싹이 난다는 속설이 있다. 이미 죽은 나무인 부지깽이를 심어도 싹이 날 만큼 생명력이 왕성하고 무엇이든 잘 자라는 시기라는 뜻이다. 과거 농경시대에는 이때가 한해의 농사를 시작하는 매우 바쁜 시기였다. 그러나 과거와 달리 현재의 이 무렵이면 봄을 즐기기 위한 상춘객들의 야외활동이 늘어난다.

등산은 온몸의 근육을 골고루 사용하는 전신운동이므로 건강 증진과 질병 예방에 기대 이상의 효과가 있다. 그러나 별다른 준비 없이 갑자기 산행을 하게 되면 등산 후 허리 통증이 생기며, 척추 질환으로도 고생할 수 있기 때문에 등산하기 전에 미리 준비가 필요하다. 등산 후 발생하는 허리 통증은 단순 근육통인 경우가 대부분이다.

등산은 산을 오르락내리락하는 가운데 평소 많이 사용하지 않은 근육을 장시간 과도하게 사용하게 된다. 이 과정에서 근육에 피로 물질이 쌓이게 되고 이로 인해 예기치 않은 근육통이 발생하게 된다. 단순 근육통은 시간이 지나면 차차 나아진다. 일반적으로 휴식을 취하며 치료를 병행하면 3. 4일 안에 통증은 회복되고 별다른 치료 없이 일주일 정도 지나면 완전히 정상적인 생활이 가능하다.

하지만 등산 이후 일주일이 지나도 허리 통증이 낫지 않고 점점 더 심해지면 근본적인 전문가의 도움을 받아야 한다. 인체의 허리는 몸 전체의 중추신경이 지나는 곳으로 허리디스크나 협착증, 척추관절 질환이 발생했을 가능성이 크기 때문이다. 이럴 땐 통증이 허리에만 국한되지 않고 엉덩이나 허벅지, 종아리로 타고 내려가는 방사통이나 감각 이상, 경락과 신경근육 저림 증상까지 함께 나타난다.

동양의학에서는 등산 후 허리통증을 치료하기 위해 침, 뜸, 약물, 운동요법 등을 권장한다. 증상이 가벼운 단순 근육통에는 통증 부위에 침과 뜸으로 긴장된 근육을 이완시키면서 혈액 순환을 활성화시켜주면 증상이 빠르게 회복된다. 척추가 이탈되어 통증이 심하게 나타날 때는 균형을 잡아주는 추나요법(推拿療法)을 병행한다. 아울러 뼈를 튼튼하게 하는 한약재를 함께 복용하면 근본적인 허리 관리가 된다. 한약재에는 근육에 영양을 공급하고 경락을 소통시키는 오가피, 속단, 우슬 등의 약재들을 복용하면 된다.

등산 후 부담을 갖지 않기 위해서는 등산 전에 미리 다음과 같은 것들을 준비해두는 것이 좋다. 첫째, 산행 전 충분한 준비운동으로 전신의 관절을 충분히 풀어준다. 둘째, 체력에 비해 지나치게 높고 험한 산은 피한다. 셋째, 산은 평지보다 온도차가 심하므로 복장에 신경을 써야 한다. 넷째, 산행 중 부상은 대부분 하산과정에서 발생하므로 내려올 때 특별히 주의가 요구된다. 하산 때 부상이 많은 이유는 등산을 하면서 하체의 힘이 과도하게 소진되었고 산행 완주에 대한 자신감에 내려가면서 주의를 게을리 하기 때문이다. 다섯째, 산행 후에는 온천욕을 하면서 반신욕과 하체 근육에 피로를 풀어주고 휴식을 취하도록 한다. 이처럼 등산 후에 종합적이고 체계적인 관리를 해주면 등산 후에 생기는 허리부담을 덜어 줄 수 있다.

관절 통증을 줄이는 10가지 생활수칙 ────

1 더위, 추위, 습기 등에 무척 민감하므로 날씨에 세심한 주의를 요한다.

2 적당한 운동을 하고, 규칙적인 생활을 한다.

3 딱딱한 침대보다는 방바닥이 낮으며 가볍고 따뜻한 이불을 덮고 편안 하게 수면한다.

4 성생활은 무리하지 않는 범위 내에서 한다.

5 무릎 꿇고 정좌하는 자세보다 의자에 앉는 게 좋다.

6 의복은 입고 벗기 편한 옷이 좋다. 신발은 굽이 낮고 바닥이 부드러운 것을 신어라.

7 세면과 집안 일은 가능한 한 앉은 자세에서 편안하게 한다.

8 비만은 관절에 부담을 주므로 과식을 하지 않는다.

9 좌변식 화장실을 사용하며 욕실 바닥은 미끄러지지 않도록 카펫을 깐다.

10 류마티즘 관절염엔 냉찜질을, 퇴행성 관절염엔 온찜질을 한다.

온천욕은 치매 예방과 통증치료에 탁월한 효과가 있다

젊은 시절 제대로 몸 관리를 하지 못한 사람은 나이가 들면서 눈에 띄게 기력이 약해지고 근육과 골격계에 이상이 생겨 여러 가지 통증 질환에 시달리게 된다. 어떠한 병이든 그 치료시기가 중요한데 조금 아프고 참을 수 있는 정도라고 해도 질환은 점점 더 나쁘게 진행되기 때문에 오래된 동통 질환의 치료는 몇 달간 효과는 있겠지만 다시 재발 위험이 있고 이런 저런 치료를 반복하게 된다. 어떠한 병이라도 내성이 생겨 나중에는 효과도 없게 된다. 동양의학에서는 원인을 변증해 근본적인 치료에 도움을 준다.

첫째 혈어 기체증이다. 균형유지가 안정되지 못해 삐긋했거나 타박상으로 인한 어혈문제로 보고 치료해야 근본적으로 불편을 해소할 수 있다. 밤에만 더 아픈 경우가 많고 통증이 콕콕 찌르듯이 압통이 심한 경우도 많다. 중요한 것은 오래될수록 어혈을 다스리는 약을 반드시 복용하면서 치료가 되어야 근본적으로 좋아진다. 어혈 치료 후 추위를 많이 타면 신양허(腎陽虛), 더위를 많이 타는 체질이면 신음허(腎陰虛)증으로 지속적인 관리를 해야 한다.

둘째, 풍한습(風寒濕)이 원인인 경우이다. 본인은 다친 적이 없는데도 통증이 지속되면서 조금만 움직이거나 날씨가 흐리고 비가 오면 통증이 심해지다가 따뜻하게 해주면 통증이 완화되는 특징이 있다. 풍한습(風寒濕)증상이 있는데 허리와 무릎이 차면서 약하고 몸도 차다면 간신(肝腎)의 허약을 겸했다고 봐야 한다. 이러한 증상은 노인성인 경우에 많이 해당한다. 간장과 신장을 보강하는 한약을 복용하면서 치료를 해야 근본적인 효과를 볼 수 있다. 치료만 하면 통증은 덜하지만 피로와 몸살을 겸하는 경우도 있다. 노인들의 증상에는 신양허증과 신음허증이 대부분을 차지한다. 통증이 만성적이고 체력이 약해져 피로하고 기운이 없으며 허리와 무릎에 통증이 많이 발생하고 손발이 차고 추위를 많이 타면 신양허증에 해당한다. 아울러 통증이 만성적이고 허리가 아픈데 가끔 어지럽고 손발이 뜨거우면서 입과 목이 건조하다면 신음허로 본다. 두 증상 다 꾸준히 아픈 가운데 면역력도 약해지므로 몸을 보강하는 약을 1년에 서너 번씩 드시면서 관리를 해준다면 불편을 줄일 수 있다.

노년기 지병 예방에 온천욕이 좋다

노년에는 하루 한번이나 이틀에 한번 정도 온천을 하면 노인성 동통 질환과 치매, 뇌졸중 등을 예방하는데 큰 도움이 된다. 온천욕을 자주하면 혈액 순환과 체온 조절에 많은 개선이 되어 노인성 질환에 쓰는 비용과 고통의 절반은 감소한다.

노년의 공통적인 특징은 병이 발생하기 전에는 온천욕을 정기적으로 다니다, 이런저런 사유로 갑자기 온천욕을 안 하면서 병이 나기 시작한 분들이 많다는 것이다. 장수하시는 분들을 보면 도시에 계신 분들의 경우 온천욕을 자주 하시고 시골에 계신 분들은 부지런히 다니면서 농사일을 하는 경우가 많다. 간단한 샤워만 하면 효과가 적고 탕 목욕을 하면 웬만한 물리치료보다 효과가 좋다. 피부 관리와 치매 예방은 물론이고 통증치료에도 많은 도움을 준다. 온천욕을 즐기는 방법은 온탕에서 10~20분 정도 목까지 담그는 것이 좋고 온도는 40도 전후가 제격이다. 땀이 나면 다시 냉탕에서 간단하게 식히시고 다시 온탕에 들어가기를 서너 번 반복해주면 제격이다. 아울러 무리하게 땀을 빼는 것은 금해야 한다. 오히려 기력이 허약해지고 내 몸에 필요한 에너지가 고갈되므로 주의가 요구된다.

가정에서 마시는 몸에 좋은 건강차

차 종류	약재	효과
쌍고차	금은화, 화고초	고혈압, 동맥경화 예방
국결차	감국, 산사 볶은 결명자	고혈압, 동맥경화 예방
용안조차	용안육, 볶은 산조인	불면증, 건망증 치료
창포차	창포, 매실, 대추 등	불면증, 건망증 치료
통변차	행인, 백자인, 마자인	변비 치료
인삼, 백출, 계피차	인삼, 백출, 계피	소화불량, 식욕부진 치료
음양곽, 인삼, 육종용차	음양곽, 인삼, 육종용	원기 회복, 남성 성기능 강화
복분자, 두충, 황정차	벅분지. 두층. 황정	원기 회복, 남성 성기능 강화
모과차	모과	감기 예방, 피로 회복
유자차	유자	감기 예방, 피로 회복
생강차	생강	신진대사 회복, 감기 치료
인삼차 및 인삼즙	인삼	혈액순환 촉진, 원기 회복
알로에차 및 알로에즙	알로에	혈액순환 촉진, 원기 회복
오미자차	오미자	여름철 피로 회복, 기침, 천식
오가피차	오가피	원기 회복

건강하게 산다는 건 자연스럽게 사는 것

✿

현대인들은 도시생활을 하면서 격무와 스트레스 속에서 '나'를 잃고 살아가는 경우가 많다. 그러면서 어떻게 하면 자신이 병없이 건강하게 살 수 있는지, 자신의 허리를 감싸고 있는 이 엄청난 살집의 공포에서 해방될 수 있는지, 어떻게 하면 날씬한 몸매를 유지하며 거리를 활보하고 다닐 수 있는지 등에 급급하며 살고 있다.

실제로 현대인들의 도시생활은 지나친 욕심과 넘쳐나는 것들의 홍수라고 말할 수 있다. 다시 말해서 모든 것이 과잉인 상태에 자신을 내던져놓고 건강보조식품, 다이어트식품, 흉측한 혐오식품 복용 등 또 다른 과잉으로 자신의 건강을 해치려 하는 것이다.

따라서, 지금처럼 넘쳐나는 것들의 홍수 속에서 자신의 건강을 지키고 더욱 활력 있는 생활을 유지하려면 우선 마음으로부터 자연스럽게 '적게, 지나치지 않게, 지킬 것은 지키는' 세 가지 생활신조를 지키고 남을 배려하는 마음을 갖는 것이 건강하게 사는 방법의 기본이라고 하겠다.

나는 하루에 보통 여섯 시간 정도 숙면한다. 물론 아주 바쁘게 일을 해내야 할 때는 한 시간만 자는 적도 있지만 웬만하면 여섯 시간 동안 편안하게 자려고 한다.

음식을 먹을 때는 즐거운 마음으로 간이 약간 심심하다 싶게 조리해서 먹고 싶은 만큼만 먹는다. 모든 것이 너무 지나치거나 너무 모자라면 병을 부른다는 것이 내 생활의 기본 원칙이다. 따라서 내 몸이 원하는 대로 자연스럽게 식사를 하되 약간 모자라다 싶은 정도에서 식사량을 조절한다. 음식을 먹을 때는 복잡하고 기분 나쁜 화제는 일부러 떠올리지 않고 유쾌하고 편안하게 먹는다. 덧붙여서 음식을 조리할 때 지나치게 맛을 돋우는 조미료들, 참기름이나 고춧가루, 소금, 후추 등을 되도록 조금만 넣는다.

건강하게 사는 건 자연과 교감하는 것

무엇보다 현대인들이 건강하게 사는 데는 자연과 많이 교감하는 것이 꼭 필요하다는 말을 해두고 싶다. 우리는 어느 날부터인가 맘대로 땅을 밟는 시간이 줄어들었다. 하루 일과를 시작하는 출근길에서 부터 회사생활, 집으로 돌아오는 퇴근길까지 온통 회색빛 시멘트 바닥과 콘크리트 빌딩 숲 속에서 생활하다 보니 기력을 얻을 만한 장소를 너무 많이 잃어버리게 된 것이다. 이런 직장인들에게는 자연 속에 자신을 맡겨 보라는 말을 꼭 하고 싶다. 동양의학에서 말하는 건강한 생활은 결국 자연에서 흘러나오는 건강한 흙과 바람과 이로운 나무와 숲의 향기 속에서 자신의 몸을 '기가 넘치는' 상태로 자연스럽게 놓아두는 것을 말한다. 따라서 시간이 날 때마다 풍요로운 기(氣)의 원천인 자연의 품에 안겨 자연의 치유력으로 도시생활로 인해 피곤해진 몸과 마음을 회복해서 자연의 기를 충분히 받는 소중한 시간이 필요한 것이다.

마지막으로 자신의 마음을 다스릴 줄 아는 생활을 하라고 말하고 싶다. 언제부터인가 우리나라 사람들은 '빨리빨리'가 몸에 뱄다. 이러한 조급한 마음가짐이 바로 정신적인 병의 근본 원인이 되는 것이다. 가장 대표적인 병이 바로 '화병'이라고 할 수 있다. 정도 차이는 있지만 한국 사람들은 누구나 화병 증세를 보이는 것 같아 안타까울 때가 한두 번이 아니다. 자가용 운전자들의 난폭한 운전 태도나 공공장소에서 보이는 '나 먼저' 병과 같은 무질서한 모습들이 바로 그렇다. 필자가 생각하기에 현대병의 80%는 이러한 마음에서부터 발생하는 정신적인 병들이 대부분이다.

결국 건강하게 산다는 것은 자연스럽게 산다는 것이다. 모든 병의 원인은 마음에서 나온다. 동양의학에서 말하는 것처럼 지나치지도 않고 모자라지도 않게, 모자라면 그 모자람만큼만 채워주고, 넘치면 그 넘치는 만큼만 비워낼 줄만 안다면 그 삶은 자신에게 충실한 넉넉한 삶이 될 것이다.

우리는 언제부턴가 자연으로부터 멀어지면서 자연스러운 것들을 멀리 하게 되었다. 자연과 내가 자연스럽게 화합할 수 있는 것, 지금부터라도 자연에서 나오는 먹을 거리와 자연에서 불어오는 온갖 '기'찬 에너지들은 좀 과하다 싶게 호흡하고 받아들이는 시간을 많이 갖도록 하자.

자가 건강 검진 체크리스트 ———

문항 점수(괄호 안의 숫자)

규칙적인 운동을 얼마나 하고 있는가?

주 3회 이상(30) ｜ 주1~2회(10) ｜ (1회 30분 정도) 거의 하지 않는다(1)

하루 몇 층을 걸어 오르는가?

10층 이상(5), 10층 미만(1)

하루 흡연량은?

안 피운다(30) ｜ 10개 이하(10) ｜ 11개 이상(0)

하루 걷는 거리는?

5km 이상(10) ｜ 2~5km(5) ｜ 2km(1)

직장 옆좌석이나 집안에 흡연자가 있는가?

없다(10) ｜ 있다(1)

의사나 약사의 지시없이 약(항생제, 신경안정제)이나 습관성 약품 등을 복용한 일이 있는가?

없다(10) ｜ 가끔(5) ｜ 자주(0)

일주일에 술은 몇 차례나 마시는가?

1일 이하(10) ｜ 1일 2~3회(5) ｜ 1일 4회 이상(0)

동물성 식품과 식물성 식품을 골고루 섭취하는가?

예(5) ｜ 아니오(1)

일할 때, 걸을 때, 먹을 때, 말할 때 급한 편인가?

예(1), 아니오(0)

잠자리에서 담배를 피우는가?

아니오(10) │ 자주(0)

매일 일에 쫓기는 편인가?

예(1) │ 아니오(5)

가족의 건강상태(만성질환)에 대해 알고 있는가?

예(10) │ 아니오(1)

한 번에 두 가지 이상 하는 일이 있는가?(책 보면서 식사, 운동하면서 일 걱정 등)

예(1) │ 아니오(0)

혈압을 알고 있는가?

예(5) │ 아니오(0)

———

결과 판정:

매우 좋다(155~120) │ 좋은 편이다(119~85)
보통이다(84~50) │ 나쁜 편이다(49~9)

4장

·

면역을 잘하면
질병을 예방할 수 있다

백초당한약품 이중희 박사의 40여 년 정성으로 우려낸
한약·음식·자연치유·동양의학으로 내 몸을 살리는
건강하게 행복해지는 100세 자연치유 한방건강법!

면역은 우리 몸이 질병으로부터
벗어나게 해주는 근본 치유법

면역의 한자를 그대로 풀이하면 '면할 면(免) 자에 역병 역(疫)'이란 뜻으로 전염병을 면한다는 의미이다. 한마디로 우리 몸을 질병에 걸리지 않게 한다는 뜻이니 얼마나 광범위한 의미를 지니겠는가. 우리 인체에서 '면역'이 하는 일은 크게 감염 예방, 건강 유지, 노화 예방 등 사람의 건강에 관한 가장 중요한 역할을 한다. 우선 인체내 면역의 직접적 기능은 우리 몸을 외부의 병균의 침입으로부터 방어하거나 억제하는 감염 예방이 주된 임무라고 보면 된다. 그런데 이러한 좁은 의미의 '면역'을 잘 수행하기 위해서는 우리가 피로하거나 질병이 걸렸을 때 회복되는 항상성을 유지함으로써 우리 몸의 건강을 유지시키고 인체의 신진대사를 활발하게 움직이도록 해 병과 노화를 예방해야지만 몸 안의 세균 침입을 막거나 병균을 억제하는 기능이 수월하고 지속적으로 진행될 수 있는 것이다. 따라서 인체 내 감염을 예방하는 데 그치지 않고 질병을 사전에 예방하고 활력 넘치는 생활을 유지시키는 다양한 건강 지속의 원천이 다 면역력이라고 할 수 있는 것이다.

면역기능은 우리 몸의 생체 방어 시스템

우리 몸은 우리가 생각하는 것 이상으로 복잡하고 신비로운 인체 기관 반응을 통해 여러 시스템이 상호 유기적으로 영향을 끼치면서 각각의 기능을 유기적으로 해낸다. 우리 몸은 인체가 하는 기능에 따라 여러 시스템으로 나뉘는데 소화를 담당하는 소화기계, 뼈대를 형성하는 골격계, 운동을 담당하는 근육계 등이 그것들이다. 이런 여러 계가 합쳐져 하나의 거대한 유기적 시스템을 이루며 생명을 유지시켜 나가는 게 인간의 인체이다.

인체 외부에서 들어온 이물질의 감염이나 병균 억제에 관한 생체 방어 시스템으로서 중요한 역할을 담당하는 우리 몸의 면역기능은 크게 세 가지로 설명할 수 있다.

먼저 백혈구를 중심으로 하는 면역계 세포가 있다. 다음으로 인체 내 신진대사기능에 관여하는, 주로 내장기관을 무의식적으로 제어하는 자율신경계가 있으며 마지막으로 인체의 호르몬을 생성하는 내분비계가 있다. 면역계 세포와 자율신경계, 내분비계는 모두 인체 내의 시상하부에 있으며 서로 유기적 관계를 맺고 있다. 따라서 면역체계를 총관리하고 인체의 자연스러운 면역기능을 운영하기 위한 면역의 총사령부가 시상하부이고, 면역을 총지배하는 콘트롤타워는 뇌라고 할 수 있다.

이 세 가지 시스템은 각자 고유의 전문 기능이 있지만 면역에 관여할 때는 단독으로 작용하는 게 아니라 서로의 기능이 폭넓게 중복되기도 하고 필요에 따라서는 적절히 공유되기도 하면서 '면역기능' 활성화를 위해 절묘한 균형을 이룬다.

우리가 평소 '공기'가 왜 중요한지는 공기가 부족해보지 않으면 알 수 없듯이 면역도 면역체계가 망가져서 우리 몸이 급속히 약해지고 질병에 쉽게 노출됐을 때 '왜 평소에 면역력을 강화하기 위한 예방의학에 소홀했던가' 하고 후회하게 된다.

우리는 건강한 상태를 당연하다고 생각하는데 이는 항상 건강한 면역체계가 우리 자신도 모르게 끊임없이 일을 하기 때문이다. 면역력이 없는 상태에서 우리는 잠시도 건강을 유지할 수 없다. 이런 면역체계가 망가진 대표적인 상태가 에이즈다.

중요한 것은 면역이다. 면역이 곧 생명력이다. 윤기 나는 머리카락, 반질반질한 피부, 튼튼한 두 팔과 두 다리, 아름다운 것을 볼 수 있는 건강한 두 눈, 맛있는 음식을 먹을 수 있는 튼튼한 치아와 입 등 우리에게 가장 중요한 건강은 다름 아닌 면역이 지켜주고 있는 것이다.

면역체계는 뇌와 밀접한 연관을 가지며 몸에 이상이 발생했을 때 항상성 유지를 위해 서로 대화하면서 적절한 대처를 하게 한다. 그리고 모든 문제는 스트레스로 촉발된다. 이것이 면역체계와 가장 밀접한 관계에 있기 때문에 면역체계를 이해하려면 환자의 모든 생활사를 고찰해야 하는 전인적(全人的, holistic) 접근이 필요하다.

면역력에는 한약도 중요하지만
식습관도 중요하다

여름철 에어컨 바람을 쐬고도 감기에 걸리는 사람도 있고 멀쩡한 사람도 있다. 면역력 때문이다. 세균이나 바이러스가 우리 몸을 공격하는 적군이라면 이에 맞서 우리 몸을 지키는 전투군단이 면역력인 것이다. 의학의 아버지인 히포크라테스는 체내 면역시스템이 최고의 의사이며 치료약이라 설파했다. 건강한 사람일수록 면역물질이 잘 생성된다는 것이다. 면역세포는 영양불균형, 스트레스, 운동 부족 등에 의해 외부 유해인자와 싸울 능력이 떨어지면 아주 미미한 환경 변화에도 적응 못하고 과민반응을 일으킨다.

면역력을 높이는 가장 근본적인 방법은 지나친 과로를 피하고 평소 식습관에 관심을 갖고 개선해 나가는 것이다. 스스로 식의(食醫: 음식으로 면역력을 관리하는 것)가 되어 적절한 음식을 적당히 먹어 면역력을 증강시키면 질병을 사전에 예방할 수 있다. 면역력을 키우는 여러 방법 중 가장 중요한 것은 식습관이다. 음식은 몸의 에너지를 만들고 이 에너지는 몸속 오장육부의 기운을 활성화시켜 외부 바이러스나 세균 등으로부터 우리 몸을 방어할 수 있게 한다. 자기 체질이나 건강상태에 맞지 않는 식습관은 오장육부의 불균형을 만들고 인체의 순환을 어렵게 해 면역기능도 떨어지게 된다.

요즘 넘처나는 인스턴트, 가공식품의 경우 입은 즐거우나 우리 몸은 이물질을 처리해내기 위해 면역기능을 과다사용하게 돼 결국은 면역력을 저하시켜 건강에 부담을 주게 된다. 일반인들은 건강에 신경 쓴다고 영양소나 칼로리 등의 성분에만 의존해 음식을 섭취하거나 맛에만 치중하여 음식을 택하는 경향이 있는데 동양의학적으로는 음식도 한약재와 마찬가지로 성질에 따라 잘 구분해 챙겨 먹는 것이 중요하다. 음식의 맛, 성질, 기운 등에 따라 어떤 장기를 강하게 하거나 부담을 주기도 한다. 강하게 타고나는 장기와 약하게 타고나는 장기가 체질에 따라 다르고 건강상태에 따라 약해지는 장기가 있기 때문에 모든 사람에게 100% 좋은 음식이 있다기보다는 각자가 피해야 할 음식이 있다. 그러므로 자신의 체질이나 몸의 건강상태를 잘 파악하여 음식을 섭취하는 것이 체질의학적인 관점에서 많은 도움이 된다.

술, 담배, 가공식품, 인스턴드식품, 지나친 육식, 설탕이 많이 들어가거나 너무 맵고 짠 음식 등은 자연적인 생리기능을 교란시켜 결과적으로는 면역력을 떨어뜨린다. 아토피나 알레르기성 비염 같은 병도 이러한 음식을 과도하게 섭취해 면역력에 이상이 온 것과 깊은 관계가 있다. 실내에만 있기보다 적당한 운동과 함께 바른 식생활로 면역력을 키우는 노력을 해보는 게 좋을 것 같다.

면역의 70%는 장이다

🌿

우리 몸에서 장이 하는 역할은 소화기능, 외부의 병균으로부터 몸의 항상성 유지 등 우리가 건강하게 살아가는데 더할 나위 없이 중요한 일들을 담당하고 있다. 따라서 장 건강은 우리가 질병 없이 오래도록 건강한 상태를 유지하는데 더없이 중요한 기능을 하고 있고 다양한 인체기관과도 연결돼 저마다의 고유한 인체 매커니즘을 수행하고 있다.

장은 뇌와 밀접한 연관을 갖고 서로 영향을 주고받지만 뇌와는 별도로 장 신경세포가 단독으로 장에 지령을 내려 각각의 장(위, 소장, 대장 등)의 유동운동을 하게 한다. 장은 뇌 신경전달물질에 속해 있는 전구체를 합성하는데, 특히 뇌의 중요부위인 세로토닌의 90%가 장에 있어 유동운동에 관여하며, 나머지 8%는 혈장에, 그리고 겨우 2%가 뇌에 있다. 한마디로 장이 세로토닌 전구물질을 합성해 뇌로 보내야 비로소 뇌가 세로토닌을 합성할 수 있는 것이다.

면역에는 매크로파지, 과립구, 각종 임파구 등의 면역세포가 중심역할을 하고 다음으로 리소좀, 보체, 인터페론 등의 가용성 단백질이 액성 면역물질로 면역의 일부를 담당한다.

면역세포는 주로 뇌의 골수에서 만들어지지만 그중 60~70%가 장관에 존재한다. 장관에 왜 이렇게 면역세포가 많이 존재하냐면 장관은 외부와 연계되어 있어서 외부 침입이 많기 때문이다.

장의 상재균과 면역

———

우리 몸의 면역은 장이 70%의 기능을 담당하고 있지만 장 속에 살고 있는 상재균의 질이나 양에 따라 면역력은 큰 차이를 보인다. 한마디로 장 안의 환경에 따라 면역력이 큰 차이를 보인다는 것이다. 우리 몸에는 약 100조 개나 되는 상재균이 있으며 종류도 다양해 400여 종이 넘는다. 장의 면역기능에 영향을 미치는 상재균으로는 유익균과 유해균, 중간균으로 나눌 수 있다. 유익균은 비피더스균이나 유산균 등 우리 몸의 면역기능에 작용하는 유익한 균을 말하며 유해균은 장에 유해한 월세균 등을 말한다. 여기에 중간균은 장 내의 상황에 따라 유익균도 되고 유해균도 되는 균이다.

이런 상재균은 주로 대장에 있고, 면역과 직접 관련이 있는 균은 소장의 바이엘판이다. 여기가 장관면역의 중추역할을 하는 곳이다. 바이엘판은 소장의 제일 끝부분, 즉 대장 바로 위 회장에 분포돼 있는데 여기서는 M세포가 큰 역할을 한다. 입에서 섭취된 음식물 등의 이물질이나 병원균은 바이엘판으로 밀어오고 B세포, T세포 등의 면역세포군이 병원균 공격을 위한 항체인 면역글로부린A로 유해균을 무해화한다.

장내 세균은 크게 7가지 기능을 하는데 면역력과 자연치유력을 높이고, 5,000종 이상의 효소를 만들며, 화학물질, 발암성물질을 분해한다. 또한 병원균을 배제하고, 소화, 흡수, 대사를 돕는다. 이밖에도 비타민을 합성하고, 세로토닌 등 행복물질의 전구체를 뇌로 보낸다.

장 건강이 우리 몸의 건강을 좌우해

따라서 우리 몸에서 장의 상태가 어떠한지에 따라 면역에 큰 영향을 미치게 되며, 장 건강은 곧 우리 몸 전체의 건강을 좌지우지하는 중요한 역할을 하게 되는 것이다. 한마디로 장이 깨끗해야 깨끗한 피가 만들어지는 것이다.

우리 몸의 면역력을 높이고 인체가 늘 신선한 상태를 유지하기 위해서는 장 건강을 높이는 방식을 추구할 필요가 있다. 장내 환경을 개선시켜 늘 활발한 장활동과 면역력을 높이는 가장 좋은 방법은 장 건강에 좋은 식생활로 바꾸는 것이다. 무엇보다 장 건강에 좋은 식생활은 우리네 선조들로부터 물려받은 전통적인 한국식이 더할 나위 없이 좋다. 한국의 전통 한식에는 발효식품이 많고 식물성 섬유질이 풍부하다. 그러나 지금은 식생활이 서구화되면서 장 건강은 물론 면역력이 크게 저하되고 있다.

최근 현대인의 장 건강을 위협하는 주요 요인인 서구식 생활과 격무로 인한 스트레스는 우리의 면역환경에 심각한 저해요인으로 작용하고 있다.

우선 요즘 한국인의 체내 리듬이 큰 변화가 일어나고 있다. 생활 자체가 불규칙해지면서 식사 시간이나 먹는 음식의 내용이 크게 바뀌었다. 24시간 편의점, 야간 근무, 화려한 밤 문화, 회식 문화 등으로 예전의 장의 규칙적 활동이 저해되고 있으며 이렇게 변화된 생활 리듬 자체가 큰 스트레스로 작용한다.

여기에 극심한 스트레스에 시달리는 현대인의 생활 자체가 면역 건강에 치명적인 요인으로 작용하고 있다. 도시 생활환경의 변화, 복잡한 업무나 인간관계 등 현대인의 스트레스는 장내 환경에 치명적이다.

마지막으로 한국인의 운동 부족을 들지 않을 수 있다. 운동 부족은 일반적인 건강 전반에도 부정적인 요인이지만 특히 장내 환경에 치명적인 영향을 미치게 된다. 무엇보다 식후에 가벼운 운동이라도 하면 소화에 큰 도움이 될 뿐 아니라 장의 원활한 유동운동에도 크게 도움이 된다. 장의 원활한 유동운동은 현대인의 고질적인 생활병인 변비를 예방하는 데도 효과적이다.

장내 환경에 부정적인 영향을 미치는 앞서의 세 가지 장내 환경의 변화는 장기능을 떨어뜨려 변비, 설사, 복부 팽만감 등을 유발한다. 그대로 두면 대장에서는 장내 노폐물이 쌓여 장내 세균의 균형이 무너지고, 소장에서는 장관면역의 주역인 바이엘판의 임파구기능이 약해진다. 결과적으로 면역력이 약해진다는 문제가 있다.

스트레스와 면역

우리 몸의 면역활동에 가장 부정적인 영향을 미치는 것이 스트레스다. 우리 몸은 외부로부터 스트레스를 받을 때 두 가지 경로로 반응한다. 스트레스 요인stressor이 대뇌에서 감지되면 즉시 시상하부로 전달되는데 여기서 긴급 반응과 완만한 반응의 두 가지 경로를 밟는다.

긴급 반응은 우리 몸이 스트레스를 감지하면 뇌의 시상하부가 자율신경의 교감신경을 흥분시켜 부신피질에서 아드레날린이 분비된다. 그러면 혈압이 오르고 맥박이 빨라지며 호흡이 거칠어지고 '싸우거나 달아날fight-flight' 준비를 한다. 이것이 긴급 반응이다.

반면 완만한 반응은 어려운 업무가 계속 쌓이거나 오랫동안 긴장이 풀리지 않을 때 나타난다. 뇌의 시상하부에서 뇌하수체를 자극하는 부신피질자극 호르몬CRH을 분비하고, 부신피질자극 호르몬은 부신피질에서 코르티솔cortisol을 분비시킨다. 이런 반응으로 스트레스에 대비한다(HPA AXIS: 시상하부 → 뇌하수체 → 부신피질).

스트레스를 받으면 면역력이 저하된다

우리 몸은 스트레스 상태에서는 장내 세균에 급격한 변화가 일어난다. 그리고 장에서 뇌 속으로 신경전달물질을 보내는데 그러면 노르아드레날린이 증가해 각성, 긴장 반응이 강화된다. 또한 부신피질자극 호르몬 증가로 식욕이 억제된다. 하지만 스트레스 요인이 해결되면 베타 엔돌핀이 증가해 불안과 통증이 완화되면서 기분이 좋아진다.

적당한 스트레스 후 휴식을 취하면 원래 상태보다 더 몸이 튼튼해진 것을 자각할 수 있다. 다시 말해 저항력, 면역력이 생겼다는 뜻이다. 이것이 단련의 효과다. 따라서 너무 편하게 스트레스 없이 느긋한 생활만 하면 오히려 면역력이 떨어진다.

이와 같이 면역계에 가장 큰 영향을 미치는 건 스트레스다.

최근 연구에서는 스트레스와 면역계가 어떻게 작용해 어떤 결과를 낼지에 일정한 패턴이 있는 게 아니라 개인마다 다르다는 걸 강조한다. 2015년 행동신경과학자 테렌스 다크Terrence Deak 등에 따르면 어릴 적 정신적 학대나 스트레스를 받으면 자란 후에도 스트레스 상황에서 면역계가 대단히 취약해진다고 한다. 이렇듯 면역과 스트레스는 밀접한 연관이 있으며 서로 영향을 주고 받는다.

스트레스를 받으면 어떤 경우든 면역력이 저하된다. 스트레스로 야기되는 여러 가지 정신신체질환군은 면역 저하로 생긴 부조(不調)상태로 이것이 곧 병이다. 항상성이 끊어지기 때문이다. 따라서 스트레스를 어떻게 해결할 것인가는 현대인에게 주어진 가장 큰 난제 중 하나다.

면역 관련 질환은
양의 기운이 있는 음식으로 보강한다

동양의학에서는 면역 관련 질환이 양의 기운이 부족해서 발생하는 질환으로 보고 있다. 이러한 기운 부족으로 인해 발생한 면역 질환이기 때문에 음식보감 차원에서 사람을 4가지 기질로 나누어 그에 맞는 음과 양을 보강한 음식 위주의 식생활로 각각의 체질별 면역 질환을 예방할 것을 권장하고 있다. 이는 곧 음식을 음의 음식과 양의 음식으로 구분해 양의 기운이 많은 음식 위주로 먹어야 면역 질환을 예방할 수 있다고 진단하고 있다. 한마디로 음의 음식보다 양의 음식에 우리 몸을 치료해 주는 좋은 성분이 더 많다는 것이다. 몸이 허약한 사람, 몸이 냉한 사람, 양기가 부족한 사람도 양의 음식를 잘 구분해서 먹으면 건강에 큰 도움이 된다.

면역 질환 예방은
양의 기운 강한 제철음식으로

—

양의 기운이 강한 온성 식물은 단연 옻이다. 옻은 성질이 따뜻하기 때문에 혈액 순환을 촉진시켜 준다. 혈액 순환이 잘되면 면역력도 올라간다. 예전부터 옻은 손발이 차고 몸이 냉하거나 면역력이 약해졌을 때 먹었다고 한다. 요즘은 연세 많은 분들이 먹는다. 알레르기만 없다면 면역 관련 질환이 있거나 몸이 냉한 사람에게 도움이 된다.

산에서 나는 산나물은 어떨까? 산나물은 대부분 큰 나무 밑에서 태양의 기운을 받지 못하고 음지에서 자라기 때문에 양의 음식이다. 취, 곤드레, 산부추 등 산에서 자라는 산나물은 면역 보강에 최상 식품이다.

한편 숲속 음지에서 태양의 기운을 받지 못한 채 혹독한 겨울을 여러 해 견뎌 낸 버섯류는 당연히 양의 기운이 강한 음식이다. 버섯류는 양 중에서도 양이 아닐까 한다. 버섯에서 항암 성분이 많이 나오는 게 당연한 것이다. 이것이 과학이다.

견과류는 단단한 껍질 속에 들어 있어서 원천적으로 태양의 기운과 부딪히지 않는다. 당연히 양의 음식이다. 과학의 시각으로 풀어 보면 견과류는 각종 단백질, 비타민, 미네랄, 항산화제, 필수지방산 등이 많이 함유되어 있다. 단백질은 우리 몸의 효소로서 중요한

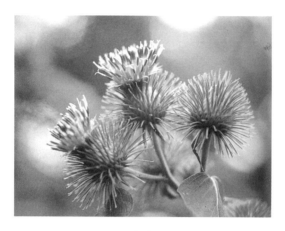

우엉

작용을 한다. 우리 몸의 대사, 해독기능 등 화학작용을 일으키는 주요 원동력이 되는 물질이다. 그러니 양의 음식이다. 우리가 흔히 아는 견과류는 땅콩, 호두, 잣, 아몬드, 해바라기 씨 등이 있다. 견과류와 씨앗에는 우리의 면역과 관련된 좋은 성분이 많이 들어 있다. 건강을 위해 과자 같은 가공식품 대신 견과류나 씨앗을 간식으로 먹도록 하자.

태양의 기운을 피해서 자라는 땅속 식물도 당연히 양의 음식이다. 칡, 도라지, 더덕, 감자, 고구마, 인삼, 무, 마, 연근, 양파, 우엉, 당근, 마늘, 생강 등 헤아릴 수 없이 많다. 이 중 양파와 마늘은 늦가을에 심어서 늦봄에 수확한다. 이런 시기의 재배는 벼농사와 이모작을 하는데 벼 수확이 끝나면 마늘이나 양파를 심는 것이다. 양파

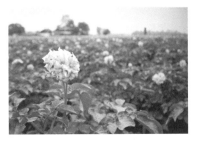
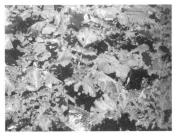

감자   무

와 마늘은 추운 겨울을 이겨내고 자란 데다 땅속 식물이니 양의 음식 중에서도 양의 기운이 더 강할 수밖에 없다. 인삼도 마찬가지이다. 더덕도 마찬가지. 인삼, 산삼, 버섯, 마늘, 양파같이 겨울을 이겨낸 땅속 식물에서 항암 성분이 많이 나오는 것이다. 땅속 식물에 대해 하나 더 이야기하자면 우리에게는 수천 년 전부터 전해 내려오는 한약재가 있다. 식물 중에서도 뿌리 한약재가 많다. 뿌리 한약재는 대부분 양에 속하는 식물이다. 양의 기운이 약해져서 많은 질환이 생기는 것이기 때문에 양의 한약재인 뿌리를 많이 사용하는 것이다. 이것이 바로 동양의학이 과학인 증거이다.

주변에서 쉽게 구할 수 있는 몸에 좋은 과일 ———

대추 쪄서 먹으면 위장과 창자를 보강하고, 원기 회복에 좋음. 말린 열매는 속을 편안하게 하고, 소화를 촉진시킴.

매실 불이나 연기를 쐬여 말린 오매는 가래를 삭히고 골증열을 내림. 소금에 절여 말린 백매는 쇠붙이에 난 상처를 치료하고, 사마귀를 없앰. 잎은 곽란치료에 쓰임.

유자 열매는 위장의 나쁜 기운을 제거하고, 음주 후 입 냄새를 제거함.

복분자 햇볕에 말린 후 술로 쪄서 마시면 정력 보강, 발기 부전을 치료하고 눈이 밝아짐.

포도 열매는 소변 잘 보게 하고, 원기를 회복시킴. 뿌리를 달여 마시면 구역질과 딸꾹질이 멎음.

복숭아 속씨는 나쁜 피를 풀고 월경을 통하게 함. 꽃을 밀가루에 넣고 만든 떡은 종양치료에 좋음.

앵두 열매는 기분을 상쾌하게 함.

홍시 열매는 심장과 폐를 윤택하게 하고, 술독과 역독을 해소시킴.

밤 갓 구운 밤은 원기를 회복하고, 위장과 신장을 보호함.

고욤 달여 먹으면 딸꾹질이 멈춤.

연뿌리 나쁜 피를 정제하고, 신장과 방광을 보강함.

연밥 단단한 것은 기운을 보강하고, 갈증과 이질을 멎게 함.

귤 열매는 갈증을 멎게 하고 소화를 촉진시킴. 껍질은 가슴에 뭉친 기운을 풀고, 소화를 촉진시키며, 기침을 멎게 함.

살구 씨는 기침과 숨찬 증상을 멎게 함. 개의 독을 풀어 줌.

능금 열매는 당뇨병을 예방하고, 설사하면서 배 아플 때 효과 있음.

배 열매는 열을 내리고 가슴 답답함을 해소하며, 음주 후 갈증을 없앰.

모과 열매를 얇게 설어 먹으면 토사 곽란에 좋음. 잎은 무릎과 다리가 아플 때 쓰임.

석류 열매는 설사를 멎게 하고 유정을 치료함. 꽃을 삶아 먹으면 코피나 피를 토할 때 멈추게 함.

다래 열매는 갈증을 해소하고, 열을 내림.

호두 안의 속은 머리카락을 검게 하고, 기력을 보강함.

은행 안의 속은 기침 멎게 하고, 폐가 병들어 있을 때 쓰임.

무화과 열매는 식욕을 돋우고 설사를 멈추게 함.

유산균의 자연치유력

최근 TV 홈쇼핑 채널이나 건강관련 TV 프로그램을 주도하는 광고 상품은 유산균 음료나 바이오틱스 영양제품을 광고하는 방송들이다. 모 홈쇼핑에서는 ＊＊유산균 건강식품 100만 개 판매 기념 이벤트 행사가 벌어지고, TV에선 유명 연예인이 광고하는 바이오틱스 제품, 유산균 제품이 광고 때마다 불티나게 팔려나가곤 한다. 언제부턴가 '면역력＝유산균'이 국민건강상식처럼 굳어진 시대를 살고 있는 요즘, 우리에게 유산균은 면역력에 얼마나 좋은 역할을 하는 것인지를 알아보는 것도 현대를 살아가는 유익한 건강생활이 아닐 수 없을 것이다.

유산균은 장내 유익균의 대표주자

먼저 유산균이 어떤 균을 말하는지를 살펴보자. 유산균은 장내 유익균의 대표주자로 당질로부터 유산을 다량으로 만들어내는 세균을 총칭한다. 우리 몸에는 약 200종의 유산균이 있는 것으로 알려져 있으며 흔히 프로바이오틱, 푸래, 신 바이오틱 등이 언급되는데 모두 유산균을 만들어내는 데 관여한다.

유산균 권위자인 일본의 생약박사 신야 히로미新谷弘美가 쓴 베스트셀러《병에 안 걸리고 사는 법》에는 유산균의 기능에 대해 다음과 같이 언급하고 있다.

"유산균은 유해균을 억제하며 병원균 침입을 막고 장내세균 집단을 안정시킨다. 유산균은 우리 몸으로 들어온 음식물의 소화, 흡수, 대사활동을 도와 미네랄의 흡수와 배출을 컨트롤한다. 유산균은 장내 부패를 억제하고 설사와 변비를 막으며 유해물질과 병원균을 먹어치워 억제한다. 또한 유산균은 비타민류, 부신피질 호르몬, 여성호르몬 등의 합성 작업을 돕고, 바이러스의 증식과 병의 발증을 저지하는 인터페론을 만들어내는 능력을 높인다."

한마디로 유산균은 우리 몸의 부패한 균을 제거하고 장내 면역력을 높이는 최고의 인체유익물질로 그 기능이 엄청나게 다양하다는 것이 히로미 박사의 결론이다. 이러한 유산균의 기능을 훑어볼 때

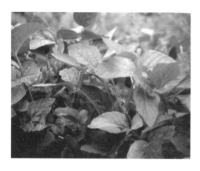
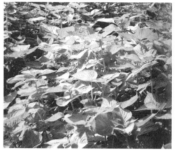

콩   들깨

장의 면역과 유산균은 밀접한 연관이 있음을 알 수 있다.

그런데 시중에서 판매되는 유산균 제품은 복용 후 위장의 강력한 산성 때문에 장에까지 닿지 못하는 약점이 있다. 최근엔 장까지 안전하게 도달하는 유산균이 많이 개발되고 있는데, 실제로 장에 유익한 것은 유산균 자체가 아니고 유산균의 분비물 및 균체물질이다.

최근에는 16종의 유산균을 두유를 이용해 배양한 제품이 시중에 나와 있다. 유산균은 세포벽에 강력한 면역증식인자를 갖고 있어서 이것이 T세포, B세포 등 임파구를 자극한다. 유산균을 이용한 면역요법을 'FLORA(장내세균총론) 건강법'이라 부르는 이유가 여기 있다. 장내세균총론 건강법은 우리 몸 안의 면역력 증강에 큰 역할을 한다.

장내세균 건강을 위해서 다음의 몇 가지 식생법을 익혀두면 그 자체로 프로바이오틱스의 기능을 한다고 보면 틀림이 없다.

첫째, 곡류, 야채류, 콩류, 과물류 등 식물성식품을 섭취해 장내세균이 활발히 활동하도록 작용한다. 이로 인해 유익균이 많이 발생한다.

둘째, 평소에 면역력을 높이는 식생활을 한다. 면역력을 높이는 식생활로는 발효식품을 즐겨 먹고, 식물류를 많이 섭취하고, 가공식품을 가급적 피하며 모든 음식을 꼭꼭 씹어먹는 식습관을 들이는 것이다.

셋째, 적당한 운동을 매일 꾸준히 하고, 자연친화적인 생활을 추구하며, 지나치게 어떤 일에 몰두하지 않는 여유로운 생활을 견지해 나가는 것이다.

식물섬유의 기능

몇 해 전까지만 해도 한국인의 평균 밥상에 오르는 반찬은 나물, 김치, 된장이 전부였다. 1980년대쯤부터 형편이 나아지면서 소박한 전통 밥상 위주의 식탁에 큰 변화가 왔다. 한마디로 채소가 줄고 고기가 늘었다. 특히 한창 자라는 세대는 갑자기 식성이 서구식으로 변하기 시작했다. 그러면서 당뇨병, 고혈압 등 이른바 '생활습관병'이 급증했다.

옛날 우리 밥상이 참으로 건강식이었다는 게 요즘 영양학자들의 공통된 의견이다. 영양학계 보고에 따르면 우리는 먹어야 할 식물 섬유의 3분의 1 밖에 섭취하지 않고 있다. 이제는 미국에서도 한국의 양념과 전통음식을 따라 하느라 야단이다. 실제로 클린턴 정권 때 설탕과 소금과의 전쟁을 국책으로 추진해 상당한 성과를 올렸다고 한다.

집에서 쉽게 조리해 먹을 수 있는 몸에 좋은 야채 ───

생강 열매는 가래를 없애고 구토를 멈추게 하고, 기침, 해소에 좋음. 말린 열매는 명치 끝이 아프거나 배 아플 때, 어지럼증에 좋음.

무 열매는 소화를 촉진시킴. 씨는 가래를 멈추게 하고 갈증을 멎게 하고, 과로로 인한 기침을 멎게 함.

순무 뿌리, 잎, 줄기, 싹 등은 원기 회복에 좋음.

배추 열매는 술독과 갈증을 풀고 음식을 소화시킴.

토란 삶거나 익혀 먹으면 위장과 몸을 보강함. 잎은 가슴이 답답하거나 설사할 때 좋음.

수박 열매는 여름에 갈증을 해소하고, 소변을 잘 보게 함.

수세미 어린 것을 삶아 나물로 먹으면 해독작용을 하고, 천연두와 여러 가지 종기치료에 쓰임.

죽순 가슴이 답답해지면서 열이 나는 증상을 해소하고, 당뇨병에 좋음.

상추 잎은 힘줄과 뼈를 튼튼하게 하고, 가슴에 뭉친 기운을 풀어 줌.

더덕 햇볕에 말린 후 약으로 쓰면 위장과 폐를 보강하고, 고환 아픈 병을 치료함.

도라지 뿌리를 햇볕에 말려 약으로 쓰면 폐가 약해서 숨이 차거나 옆구리가 아픈 것을 치료함.

씀바귀 전체를 먹으면 열이 내리고, 정신을 맑게 하며, 종기치료에 좋음.

잔대 나물로 먹으면 약물의 독을 해독하고, 상처를 아물게 함.

부추 허약한 몸을 보하고, 허리와 무릎을 따뜻하게 하며, 간장을 보강함. 볶은 씨는 남자의 정력에 좋고, 소변으로 정액이 흐르는 유설(遺泄)을 치료함.

파 뿌리에 달린 흰 부분(총백)은 감기, 간장치료에 쓰이고, 대소변을 잘 보게 함. 씨는 속을 따뜻하게 함.

마늘 종양을 삭히고, 관절염을 치료하며, 위장을 보강함.

달래 토하고 설사하는 것을 멎게 함.

가지 노란색 가지만 약으로 쓰임. 과로하여 몸에서 열이 날 때 좋음.

미나리 황달과 열독을 치료하고, 소아 해열제로 쓰임.

시금치 술독을 풀고 장부를 튼튼하게 함.

들깨 갈아서 쌀과 함께 죽을 쒀 먹으면 기침과 갈증을 멎게 하고, 위장을 보호함. 잎은 입 냄새를 없애고 기침을 멈추게 함.

미역 열을 내리고 가슴 답답한 것을 풀어 주며 피를 맑게 함.

다시마 얼굴과 몸이 붓는 부종을 내리고 기가 뭉친 것을 풀어 줌.

김 토하거나 설사를 멈추게 하고, 치질에도 좋음.

5장

●

성인병,
원인을 알면 치유할 수 있다

백초당한약품 이중희 박사의 40여 년 정성으로 우려낸
한약·음식·자연치유·동양의학으로 내 몸을 살리는
건강하게 행복해지는 100세 자연치유 한방건강법!

얼굴의 오색(五色)과 오장의 관계

우리 몸 안의 오장과 오색의 관계는 서로 불과분의 관계에 있다. 오색(五色)이란 몸 안에서 나타나는 청색(靑色), 적색(赤色), 황색(黃色), 백색(白色), 흑색(黑色)을 말한다.《동의보감》에 따르면 "청색은 간(肝)으로 들어가고, 적색은 심장(心臟)으로 들어가며, 황색은 비장(脾臟)으로 들어가고, 백색은 폐(肺)로 들어가며, 흑색은 신장(腎臟)으로 들어간다.(東醫寶鑑 잡병편 심병문)"고 기록하고 있다. 우리 몸 안의 간이 병들면 얼굴빛이 퍼렇게 되고 툭하면 화를 잘 낸다. 심장이 병들면 얼굴빛이 벌겋게 되고 툭하면 웃는다. 비장이 병들면 얼굴빛이 누렇게 되고 툭하면 트림을 잘한다. 폐가 병들면 얼굴빛이 허옇게 되고 툭하면 재채기를 잘한다. 신장이 병들면 얼굴 빛이 검게 되고 툭하면 두려움을 느끼고 하품을 잘한다.(동의보감 외형편 면문) 장기의 기능상태와 변화는 오관 즉 얼굴의 색과 관련이 깊다. 외부로 나타나는 형태나 색깔을 평상시에 잘 관찰하면 자신의 건강과 질병의 관계를 사전에 파악할 수 있다. 동양의학에서는 눈으로 관찰하는 망진(望診), 귀로 듣는 문진(聞診), 물어보는 문진(問診), 손으로 만져보는 절진(切診), 혀를 보고 찾는 설진(舌診), 약물을 응용하는 약진(藥診), 변으로 응용하는 분진(糞診) 등을 임상에서 다양하게 응용한다.

그 중에서도 망진이 가장 중요한데, 평소 자신의 건강상태를 쉽게 관찰할 수 있는 관찰법을 보면 얼굴이 어둡고 눈 밑이 검으면서 가슴이 답답하고 어지러운 증상이 나타나면 담음(痰飮)으로 볼 수 있다. 담음은 인체의 비정상적인 체액으로 소화기능이 나쁘거나 열이 많아서 체액이 줄어들고 배설이 원활하지 못하여 체액이 탁해져서 생긴다. 또한 담음은 경락과 심혈관계통 기관의 순환에 방해가 되어 안색이 나빠지게 된다. 소화기능이 약해지고 허약하면 얼굴색이 누런색을 나타내며, 몸에 열이 많으면 얼굴이 붉다. 몸이 냉한 사람은 대체로 흰색을 띤다. 몸에 열이 많고 적음의 여부는 손바닥에 나타난다. 손바닥이 붉고 따뜻하거나, 물을 많이 마시면서 찬물을 좋아한다면 열이 많은 것으로 보아야 한다. 손바닥이 차고 엄지손가락 쪽의 두툼한 부위가 푸르스름하면 배가 찬 것이다. 입술이 도톰하고 붉으면 혈이 왕성하다. 입술 색이 연하면 기혈이 부족하고 입술에 푸른빛이 돌면 찬 것이다. 또 검은 은빛이 돌면 심폐기능에 이상이 있다는 징조다. 평소에 담배를 많이 피우는 사람은 입술이 점점 검어지고 폐 경락이 끝나는 엄지손가락의 손톱뿌리 쪽부터 어두워진다. 오랫동안 담배를 피운 사람은 손과 발가락 끝마디가 모두 거뭇거뭇해진다.

혀의 상태로 몸의 이상징후 파악해

혀(舌)는 제2의 심장이라 하여 심장상태를 그대로 반영한다. 평소 수면이 부족하고 과도한 업무로 장시간 운전을 하거나 장시간 컴퓨터 작업 등으로 심장이 피로하면 혀 끝부분에 혓바늘이 돋고 심하면 염증이 생긴다. 혓바늘이 돋으면 자극이 심한 음식을 먹기가 불편해지고 몸이 늘 나른함을 느낀다. 이런 때는 최대한 휴식을 취하며 잠자리에 일찍 드는 것이 좋다. 혀의 가장자리는 간, 담낭에 해당하는 부위로 어두운 색이 나타나면 스트레스나 술, 약물 등으로 간기능에 이상이 생겼다는 징후다. 술을 즐겨 먹는 사람은 혀 전체가 푸르스름한 빛이 돈다.

설진의 원리에서 보면 과음, 과식 등으로 소화기계통에 부담이 되면, 비위(脾胃)의 활동에 영향을 주어 뱃속이 더부룩하고 거북한 증상이 나타난다. 그렇게 되면 비위와 혀를 연결하는 경맥을 통하여 혀의 중앙부에 있는 설태(舌苔)의 두께가 변화한다. 또한 심한 스트레스로 심장 및 간에 영향을 주게 되면 배속된 장부(臟腑)와 연관된 부위인 혀끝이(舌尖) 빨갛게 되거나 혀 전체의 근육 색이 선명한 적색으로 변화한다.

이처럼 신체상황은 혀에 그 증상이 확실하게 나타난다. 이렇게 확실하게 변화하는 혀의 상태(舌象)는 신체의 증상 여부를 파악하는데 매우 중요한 검진법이라고 할 수 있다. 혀 변화를 통한 인체의 이상 여부 파악의 특징은 본인이 증상을 자각하기 이전에 설상에 변화가 나타난다는 것이다. 이것은 동양의학이 무엇보다도 중요시하는 치료방법인 미병치(未病治)에 이어지고 예방의학(豫防醫學)으로 이어지는 것이다.

파킨슨병과 우울증의 동양의학적 치료

동양의학에서 파킨슨병은 대표적인 신경계 퇴행성 질병의 하나로 50세 이상 발병률이 1.5%다. 파킨슨병의 발병요인은 중뇌 흑질에 존재하는 도파민 분비 신경세포 소실이 원인으로 알려졌으며 몸의 떨림, 강직, 느린 동작, 자세불안정과 같은 4가지 증상을 갖는다.

세계적인 주먹왕인 무하마드 알리도 노년에 파킨슨병과 힘겹게 싸우며 아픈 노년을 보냈다. 파킨슨병의 증상 정도는 심한 상태 여부에 따라 모두 5단계로 구분하며, 5단계까지 진행되면 정상적인 거동이 불가능해 누워서만 생활해야 한다. 파킨슨병이 삶의 질 저하를 가져오는 이유는 인지기능장애와 수면장애 등이 동반돼 일상생활이 몹시 불편한 상태로 마지막 여생을 보내야 하기 때문이다.

파킨슨병 환자가 우울증 증세를 보이는 이유

———

최근 들어 파킨슨병 환자의 40~50%에서 우울증 증세까지 보여, 삶의 질이 저하하는 중요한 요인으로 작용하고 있기도 하다. 파킨슨병에 우울증이 흔한 이유는 뇌의 생리화학적인 변화 또는 파킨슨병으로 인한 심리적 사회적 영향 때문으로 추측된다.

파킨슨병 환자의 뇌에서는 세로토닌이 감소하는데, 이는 우울한 감정을 담당하는 우뇌와 직접 관련된 신경전달물질이다. 또한 인체의 운동성 감소도 환자의 감정상태에 부정적 영향을 주게 된다. 파킨슨병의 치료 목표는 병의 진행을 늦추고 독립적인 일상생활을 영위할 수 있도록 하는 것이다. 우울증이 동반되면 이 치료 원칙을 유지하기가 어려워지므로 파킨슨병 환자의 우울증 관리는 특히 중요하다.

침과 뜸 공진단, 파킨슨병 치료에 유효해

———

동양의학에서는 파킨슨병의 근본 원인을 간(肝)과 신(腎)이 허해 뇌에까지 영향을 미친 것으로 보고 있다. 특히 우울증이 동반되면 기가 울체되는데, 이는 몸이 기울(氣鬱)상태가 되는 것으로 파킨슨병의 증상을 악화하는 원인이 된다. 침과 뜸의 치료는 막힌 경혈을 뚫어 대사의 정체된 부분을 회복시키므로 파킨슨병 환자의 신체기능을 활성화 할 수 있다. 침구 치료는 뇌의 활동을 증가시켜 통증을 완화하고 신체의 자기치유 과정을 자극하는 신경 펩타이드 분비를 촉진하는 것으로 밝혀졌다. 또한 침은 기울증(氣鬱症)으로 막힌 혈을 통하게 하므로 우울증 치료에 이용된다. 침이나 뜸의 자극에 뇌의 각종 신경전달물질과 세로토닌 분비를 조절해주며 기분에 영향을 주므로, 특히 약물 복용에 민감한 파킨슨병 환자에게 부담이 적은 치료방법이다.

인체의 전반적인 순환 촉진 작용이 강한 사향(麝香)이 함유된 공진단(供辰丹)을 병용하면 오장육부의 기능 부족을 회복시키는 데 도움을 준다. 몸 안의 막힌 혈을 뚫는 기운이 강하기 때문에 우울증 치료에도 도움을 주는 대표적인 한약이다. 공진단을 장기 복용하면 신체 말단에 정체돼 있던 혈액을 순환시켜 주므로 뇌의 혈류량을 늘려 뇌기능을 자극하는데 도움이 된다.

파킨슨병은 일상생활에 전반적인 장애를 초래하는 진행성 질환으로, 뚜렷한 원인과 치료방법이 없기에 환자의 심리가 취약해지기 쉽다. 여기에 우울증이 동반하게 되면 환자는 정신적으로 겪는 고통까지 겹쳐 한층 더 심각한 질환으로 고통받게 된다. 따라서 기존 우울증과 파킨슨병 모두에 효과를 나타내는 동양의학적 치료가 환자에게는 큰 힘이 될 수 있다.

비만은 만병의 근원이다

우리 몸이 건강한 생명활동을 이어가기 위해서는 지속적으로 외부에서 에너지원인 영양소를 공급받아야 한다. 하지만 사람이 필요 이상으로 영양소를 섭취하면 각 기관에 쓰고도 남는 잉여의 영양소가 인체에 쌓이게 된다. 쌓인 잉여영양소는 어느 정도는 인체가 태워 없앨 수 있지만 그 한도를 넘은 영양소는 중성지방으로 몸 안에 저장되게 된다.

중성지방으로 전환된 잉여의 영양소는 인체에 저장해야 하는데, 일단 인체에서 가장 저장공간이 크고 안전한 복부 쪽에 저장해 보관한다. 인체의 지방세포에서 분비되는 렙틴호르몬은 음식을 섭취하면 혈액 농도가 높아지는데, 렙틴호르몬은 시상하부를 자극해서 식욕을 억제하고 포만감을 느끼게 하는 작용을 하는 식욕 억제 호르몬이다.

하지만 몸이 비만이면 렙틴호르몬의 농도가 높아도 포만감을 느끼지 못해서 식욕 억제 효과가 잘 나지 않는다. 이것을 렙틴저항성이라고 한다. 이는 인슐린 저항성과 같은 원리이다. 렙틴저항성이 생기면 인체는 음식을 더 갈망하고, 그로 인해 몸이 더욱 비만해지는 악순환이 이어진다. 최근엔 건강 유지를 위한 식습관 관리로 칼로리를 엄청 강조하지만 칼로리가 모든 문제를 일으키는 것은 아니다. 우리가 섭취하는 음식물에는 인위적으로 합성된 화학첨가제가 다량 함유되어 있다. 이런 인위적 화학첨가제는 체내에서 모두 독소로 작용하게 된다. 음식물에 들어 있는 많은 독소가 간에서 해독되지 않고 장기간 혈액을 순환하면 장기나 조직에 부담을 줘 해당 기관에 해를 가한다. 인체는 혈액을 순환하는 독소로부터 자신을 보호하기 위해 안전한 보관소인 지방세포에 독소를 저장한다. 인체에서 가장 대사율이 낮고 안전한 곳이 지방세포이기 때문에 각종 독소를 지방세포에 저장해서 자연스럽게 우리 몸을 보호하려고 하는 것이다.

독소 많은 음식, 과잉 영양소 등 비만의 원인 돼

———

혈액을 순환하는 독소가 저장될 지방세포가 부족하면 인체는 자신을 보호하기 위해 지방 저장고인 지방세포를 생성하기 시작한다. 몸속에 지방을 축적하는 것은 혈액에 있는 독소를 안전하게 저장하기 위한 인체의 방어 시스템이라 볼 수 있다. 혈액에 독소가 많아지면 지방세포를 합성해서 독소를 저장한다는 것인데 독소 함유량이 많은 음식을 섭취해도 살이 찐다는 것과도 같은 이치이다. 높은 칼로리뿐만 아니라 독소도 비만을 일으키는 주요 원인이라고 볼 수 있다. 마른 체형인데도 뱃살이 계속 나온다면, 독소가 많은 음식을 먹는 것은 아닌지 확인해 볼 필요가 있다. 비만의 문제는 두 가지이다. 칼로리가 문제냐, 독소가 문제냐. 답은 명확하다. 칼로리냐 독소냐, 둘 다 문제로다!

과잉의 영양소도 지방세포를 합성시키고, 과잉의 독소도 지방세포를 합성시킨다. 아무리 다이어트를 해도 살이 빠지지 않는 사람은 여러 가지 화학물질이 들어 있는 음식물부터 피해야 한다. 똑같은 칼로리를 섭취하더라도 화학물질이라는 독소가 함유된 음식물을 많이 섭취하면 인체는 독소를 저장하기 위해 지방세포를 평소보다 더 많이 합성하게 된다. 체내에서 독소가 되는 성분이 들어 있는 음식물만 피해도 비만을 예방하고 다이어트를 하는 데 아주 큰 도움이 된다.

건강하고 균형 잡힌 몸은
제철 자연식품 섭취로부터

우리 몸의 비만을 해결하고 다이어트를 하는 과정에서 간의 역할이 매우 중요하다. 간에 병사와 무기를 공급해서 간의 능률을 올려주는 간장약을 복용하면 다이어트에도 도움이 된다. 비만에서 가장 중요한 포인트는 과잉의 영양소, 과잉의 독소, 간기능 저하, 미네랄 부족, 물 부족, 운동 부족이다.

비만하면 일단 혈액이 탁해지고 혈액 순환 장애가 일어난다. 혈액이 탁해지고 혈액 순환에 문제가 생기면 간기능에 과부하가 걸리고 대사증후군이 곧바로 달라붙게 된다. 일반인보다 비만인이 간기능 저하가 더 많이 발생하고, 간 질환에 더 잘 걸릴 수밖에 없는 상황이 벌어지는 것이다.

간에 과부하가 걸려 간기능이 떨어지면 정상체중일 때보다 혈액이 더욱더 탁해져서 인체를 구성하는 세포들의 건강도 위협받는다. 간뿐만 아니라 모든 장기와 조직에 영향을 끼쳐서 아주 다양한 질병을 일으키는 원인이 되고 마는 게 비만이 무서운 질병이라고 할 수밖에 없는 것이다.

비만인은 대사증후군과 암 발병률이 높다는 건 통계치를 보지 않아도 가늠할 수 있다. 비만인이 곡류, 채소, 과일 외의 음식만 끊어도 금세 표나게 살을 뺄 수가 있다. 외부 공기와 차단된 밀봉식품만

멀리 해도 다이어트는 어렵지 않게 할 수 있다. 건강하고 균형 잡힌 몸을 원한다면 오늘부터 제철에 나는 자연식품을 더 가까이 하고 가공식품이나 밀봉식품을 멀리 하는 현명하고 건강한 식생활을 실천해볼 일이다.

위장은 흡수기관의 첫 관문이다

동양의학에서는 사람을 소우주로 보고 음양오행의 흐름을 오장육부의 작동으로 이해해 우주의 소멸과 탄생을 명료하게 설명하고 있다. 오장육부는 음양과 오행의 특성을 가지며, 상호작용을 통해 인체의 각 장기를 유지한다. 음양오행의 균형과 조화가 우주와 삼라만상의 안정을 이루듯이 오장육부가 원활하게 작동하면 대부분의 사람은 건강한 평균 수명을 유지할 수 있다. 이러한 음양오행을 잘 응용하면 질병을 억제하고 건강한 몸을 유지하는 것이 의외로 어렵지 않다는 것을 알 수 있다.

인체의 오장(肝心脾肺腎: 간장, 심장, 비장, 폐장, 신장) 중에서 위장과 비장은 오행(木火土金水)에서 몸의 에너지 흐름과 균형을 조절하는 중앙인 토(土)에 해당해 중심역할을 수행하므로 몸 안으로 흡수되는 기관 즉 소화기 질환만 잘 다루면 대부분 가벼운 질병에서 벗어날 수 있다. 오장의 주 기능은 정기(精氣), 혈(血), 진액(津液)을 활성화하고 저장하는 것이다. 요약하면 장부는 정기, 혈, 진액을 활성화하고 신진대사를 촉진함으로써 신체의 생명활동을 유지시키는 주요기관이다.

인체는 수곡정기(水穀精氣)를 마시고 숨 쉬며 생각하고 활동하고 수면을 취하면서 생명을 유지한다. 그 중에서도 소화기의 관문인 위, 십이지장, 소장, 대장, 항문, 담낭, 췌장, 간 등은 섭취한 음식물의 흡수와 소화, 분해, 저장, 해독, 배설 등 다양한 역할을 한다. 소화기 질환을 보면 소화, 분해 장애가 원인이 되어 위염, 역류성 식도염, 위십이지장염, 대장염, 소장염 등의 질환이 발생한다. 또한 소화, 분해, 저장, 해독 장애가 원인이 되어 급성간염, 황달, 담낭염, 담석증 등의 여러 증상이 나타난다. 그 외에도 신경성 위장염, 과민성 대장염 및 기능성 장애로 인한 위하수, 위무력증 등 다양한 위 관련 질병이 나타난다.

소화기 질병은 다양하고 복잡하지만 모든 내장기관은 음양오행의 상생과 상극관계로 연결되어 있다. 동양의학에서는 질병을 개별적인 장기에 국한하지 않고 상호관계와 작용을 종합해서 치료하는 것을 목적으로 둔다. 인체는 복부열통 두부냉통(腹部熱通 頭部冷通)이라 했듯이 배는 따뜻하고 머리는 차야 한다.

수족구병 유행

수족구병은 날이 따뜻해져 야외활동이 많아지는 5월부터 시작해 물놀이가 많은 7, 8월 한여름에 가장 유행하는 전염성 질환이다. 전 세계적인 온난화로 인해 수족구병이 잘 걸리는 5월보다 때 이른 4월부터 시작해 5, 6월에 수족구병이 많이 발생한다. 수족구병은 6개월에서 6세 이하의 소아에게 많이 발생하는 질병으로, 콕사키바이러스A16 감염이 가장 대표적인 원인이다. 수족구병에 걸리면 손과 발, 입안에 다발성 수포와 발진이 생긴다. 또한 열이 나며, 구토, 설사 등 장염 증상도 동반될 수 있다. 아이가 수족구병에 걸리면 입안에 생긴 수포성 발진으로 인해 심한 통증을 느끼게 된다. 의사 표현이 어려운 어린이는 밤새 잠을 자지 못하고 보채거나, 음식을 거부해 부모의 애간장을 태운다. 심한 경우 침 삼킴조차 힘들어 침을 계속 흘릴 수도 있다. 음식이나 수분섭취 거부가 지속되면 급기야 탈수로 이어질 수 있으므로 주의해야 한다. 탈수는 합병증을 초래하므로 소아과 전문가들은 특히 긴장하게 된다. 8시간 이상 소변을 못 보거나 평소보다 처지는 모습을 보인다면 전문가의 도움을 받아야 한다. 아이가 수족구병으로 음식을 거부할 때는 뜨거운 음식이나 자극적인 음식은 가급적 먹이지 않도록 해야 한다. 차가운 음식은 통증을 덜어줄 수 있으므로 녹차, 녹두죽, 검은콩, 깨끗한 물을 자주 먹이도록 한다.

수족구병 예방은
평소 영유아들의 위생관리로부터

수족구병은 전염성이 강해 어린이집이나 유치원, 키즈카페 등 어린이들이 밀집해 있는 곳은 피하는 것이 좋다. 수족구병은 오염된 환경으로도 감염되는 경우가 있으므로 주변환경도 주의할 필요가 있다. 이 병은 대변, 침, 가래, 콧물, 수포 등에 직접 접촉하면서 감염이 되지만 오염된 물건을 통해서도 전파될 수 있으므로 집단시설은 장난감이나 놀이기구, 식기나 집기를 철저히 소독해야 한다.

수족구병은 잠복기가 3~7일이고, 수포가 보이기 2일 전부터 이미 전염력을 가지므로 초기발견이 어렵고 집단감염을 막기도 어렵다. 그러므로 영유아들은 평소 스스로 위생관리에 신경을 써야 한다. 30초 이상 흐르는 물에 비누로 손 씻기를 생활화해야 하고 식사 전후나 배변 전후, 외출 전후 손 씻기를 철저히 하도록 한다. 특히 손가락을 자주 빠는 어린이의 보호자는 손 위생에 꼭 유념해야 한다. 일종의 바이러스성 질환이므로 항상 깨끗이 관리해야 한다. 열이나 통증이 심하면 해열진통제를 사용하는 것을 권한다. 통상적으로 7~10일이 지나면 자연 호전되지만 환아의 상태에 따라 심각한 합병증이 발생할 수도 있으므로 안심은 금물이다.

아이에게 발열 증상이나 의식 저하, 팔다리 힘 빠짐 등의 증상이 보이면 즉시 전문가의 도움을 받아야 한다. 수족구병은 아직 백신이 개발되지 않아 예방이 어렵고, 질환을 일으킬 수 있는 바이러스의 종류도 많다. 한 계절에도 여러 번 감염될 수 있어 각별한 주의가 요청된다. 법정 감염병이므로 환아는 전염력이 없어질 때까지 집에서 격리하거나 격리 입원을 해야 하므로 간병 하는 보호자의 고충도 크다. 아이뿐 아니라 보호자 역시 감염될 수 있다는 점도 명심해야 한다. 최근에는 성인 감염도 문제가 된다. 아이를 돌보는 보호자 역시 위생관리를 철저히 해야 하며 보호자를 통해 다른 형제에게도 전염되지 않도록 주의해야 한다.

어린이들의 성장장애

❀

한국은 전 세계적으로 사계절이 뚜렷한 나라다. 특히 한국의 겨울은 추위가 몰아치면서 추운 계절에 키 성장에 대한 부모들의 걱정이 증가하곤 한다. 추운 겨울철에도 우리 아이들이 잘 성장할 수 있는 방법을 알아보는 부모들이 늘고 있다. 성장기 아이들의 뼈는 90% 밤에 자란다. 키 성장에 가장 중요한 요인은 바로 잘 자는 것이다. 성장관리에 있어 가장 중요한 요소를 꼽으라면 뭐니 해도 밤잠이다. 잠들고 난 후 3시간 정도 지나면 성장호르몬의 분비가 가장 강력해지므로 밤 10시부터 새벽 2시 사이에 숙면을 취하고 있는가가 키 성장의 가장 중요한 포인트다.

어린이의 성장관리를 위한 주의사항

아이들의 성장관리가 잘 되도록 하기 위해 몇 가지 주의해야 할 점이 있다.

먼저 어린이가 가장 어두운 상태에서 잠자고 있는지 여부를 살피는 것이다. 빛이 조금이라도 있으면 수면의 질이 낮아지게 되니 꼭 확인하길 바란다. 비행기 내에서 잘 때 안면 마스크를 사용하는 것도 같은 맥락이다.

다음으로 겨울철에는 일찍 자고 늦게 일어나기를 습관화해야 한다. 밤낮의 길이에 맞춰 수면 시간을 조절하라는 의미이다.

동절기에는 체온조절도 중요하다. 겨울철은 호흡기 질환으로 인해 성장에 방해를 받는 경우가 많다. 그러므로 섭씨 18~22도 정도의 온도를 유지해주면 좋다. 기온이 떨어지는 새벽에 추위를 느끼면서 잠을 자면 키 성장에 방해될 수 있으므로, 이불이나 수면조끼 등을 활용해 체온변화가 많지 않도록 해야 한다.

아울러 성장관리엔 영양관리 역시 필수적이다. 의외로 적절한 영양관리를 하는 가정이 줄어들고 있다. 특히 부부가 직장을 다니면 어린이들은 자연히 인스탄트식품과 친해진다. 단백질, 칼슘, 지방, 비타민, 탄수화물을 골고루 잘 섭취할 수 있도록 하되, 특히 키 성장의 근간이 되는 단백질, 칼슘, 마그네슘을 모자라지 않게 섭취시켜줘야 한다. 단백질은 동물성 식물성 다 좋은데, 고기를 먹일 때는 돈

가스나 튀긴 치킨보다는 물을 이용해서 기름기를 제거한 수육, 백숙, 샤브샤브 같은 방식의 고기가 더 좋다. 칼슘은 우유, 치즈, 멸치, 감자, 귤 등을 활용하면 되는데, 우유 등의 유제품을 먹었을 때는 특히 소화 장애에 신경을 써야 한다. 억지로 먹이면 소화 장애를 일으킬 수도 있으므로 어떤 음식이든 거부하면 음식 권유를 천천히 하는 것이 좋다. 제철의 과일과 채소류를 위주로 먹이면 도움이 된다.

겨울철에는 실내생활이 늘어나고, 운동하지 않고 음식물만 섭취하는 경우가 많으니 비만이 되지 않도록 섭취를 잘 조절해주는 게 중요하다. 아울러 규칙적인 운동관리도 뒤따라야 한다. 일반적으로 키 성장은 봄여름에 비해 가을과 겨울에 더뎌진다. 그렇지만 요즘은 농경시대에 비해 난방이 좋고 겨울스포츠도 많이 발달하다 보니 겨울철에도 활동이 많은 아이가 봄여름에 버금가게 키가 잘 자라는 것을 확인할 수 있다. 낮 동안에 화끈하게 즐긴 운동은 성장호르몬을 급격하게 상승시켜주며, 이는 수면 시 성장에 중요한 영향을 미치는 것은 잘 알려져 있다. 관절에 심한 무리를 주는 운동을 제외한다면 어떤 운동이든 1시간 전후로 규칙적으로 할 수 있는 활동을 찾아 겨울에 즐긴다면 건강과 키 성장의 효과를 동시에 극대화시킬 수 있다. 호흡기가 약한 어린이라면 배구나 농구 등 실내스포츠를 선택하는 것도 좋은 방법이다. 그러나 겨울철은 온도 변화에 의한 질환이 쉽게 발생하다 보니, 운동만 하면 오히려 아이가 감기가 든다고 호소하는 부모가 의외로 많다. 이를 방지하려면 운동을 하고 난 뒤 흘린 땀을 바람에 말리기보다. 잘 닦아서 땀이 마르면서 몸이 갑자기 식지 않도록 해야 한다. 샤워 후에는 수건으로 꼼꼼히 닦은 뒤 옷으로 한기가 들지 않도록 막는 것이 중요하다. 겨울철은 봄이나 여름에 비해 키가 잘 자라지 않는다고 알려져 있지만, 균형 있게 관리를 잘하면 더욱 효과적인 시기가 될 수 있다.

불면증의 대처방안

🌼

사람의 정신건강을 살펴볼 수 있는 가장 좋은 지표는 편하게 잠들 수 있는 수면이다. 불면증으로 고생하는 분들은 다양한 이유로 잠을 못 잔다고 한다. 여러 가지 이유로 걱정이 들어서 자야 한다는 생각이 너무 강해서, 지나치게 피곤해서, 내일이 너무 기대되어서 등등이 대표적인 이유이다.

사람들은 대부분의 시간을 일하면서 보낸다. 직장, 가정 여러 가지 역할로 시간을 보낸다. 완전한 나를 위해서 보내는 시간은 거의 없는 경우가 대부분이다. 그래서 저녁을 먹고 기진맥진한 상태로 잠자리에 들면 스마트폰을 잠시 보는 것으로 대부분의 여가를 보내는 경우가 많다. 이런 경우 스마트폰을 보는 것이 정말 스스로 하고 싶었던 일도 아닐 것이다. 조금이라도 만족스러운 하루가 아니었으니 오늘 하루에 대한 미련이 강할 것이다. 스마트폰 속에서 조금이라도 하루의 만족을 얻어보기 위해 노력 중인 것이다.

만족스러운 하루를 보내지 못했으니 잠이 안 오는 것은 당연하다. 하루 중에 자신을 위한 시간을 단 10분이라도 보내야 한다. 완전히 자신만을 위한 시간일 필요도 없다. 자신이 좋아하는 일을 단 10분이라도 해야 한다. 침대에 누워서 오지도 않는 잠을 기다리기보다는 잠시라도 시간을 내서 자신을 위한 활동을 한다면, 당신의 마음도 오늘 하루에 마침표를 찍는 것을 허락할 것이다.

충분한 숙면을 위한 자신을 이완하는 방법 강구해야

이런 저런 걱정이 들어서 못 자는 경우나 내일의 일 걱정에 대한 압박감 때문에 다른 대책이 필요하다. 보통 잠을 자기 전에는 자신과 관련된 잡생각이 많이 드는 게 당연하다. 보통 자신과 관련한 잡생각에 대한 대책을 세우고 생각을 정리하다 보면, 그다음 걱정거리가 불쑥 머리를 내민다. 생각을 비우고 잠을 자보려 하지만 비우려고 노력할수록 잠은 달아날 것이다. 잠을 자려고 완벽한 환경을 조성할수록 잠은 달아날 것이다.

통상적으로 자신과 관련된 잡생각은 우리에게 투쟁도피반응을 투쟁도피반응이란, 한 사건에 맞설지 도망갈지를 결정하는 사고체계이다. 즉 걱정을 돌파할지 회피할지를 생각하는 것이다. 잠이 올리가 없다.

이러한 생각을 자연히 비워내기는 상당히 어렵다. 생각은 비우려고 하면 더욱 강렬해지기 때문이다. 걱정을 다른 생각으로 전환해야 한다. 자신과 전혀 관련 없는 생각이어야 한다. 여러 가지 생각을 하다보면 나랑 무슨 관련인가 싶은 마음이 된다. 자신과 관련 없는 생각은 점점 자신을 이완되게 한다. 그 이후 점점 잠이 들게 되는 것이다.

마음뿐만 아니라 잠에 관한 숙면을 취하는 데 많은 도움을 준다. 사람은 얕은 잠, 깊은 잠, 얕은 잠을 반복하게 된다. 혹시나 자다가 일어났는데도 심각한 피로감이 느껴진다면 깊은 잠일 때 잠에서 깨어난 것이다. 깊은 잠일 때 깨면 우리는 스트레스를 받는다. 아침부터 피로감과 짜증을 느끼면서 하루를 시작하는 것이다. 우리는 얕은 잠일 때 잠에서 깨야 더 쾌적하게 잠을 잤다고 느끼고 실제로도 그렇다. 얕은 잠에서 깊은 잠을 지나 얕은 잠으로 다시 돌아오는 주기는 1시간 반이다. 우리는 1시간 반의 배수로 잠을 자야 한다. 보통 7~9시간의 수면을 권장한다.

하루 중에 잠을 자야 하는 시간대는 밤 11시부터 새벽 5시대가 제일 좋은 시간이다. 그러나 직장생활에 따라 사정이 다르기 때문에 인간은 잠을 자는 시간을 정하지 못하는 생물이다. 사람은 언제 어디서든 잠이 온다고 쉽게 잠을 잘 수 없다. 이는 멜라토닌 때문이다. 멜라토닌은 인간을 졸린 상태로 만드는 호르몬인데 이것은 잠을 잔 이후 15시간이 지난 후에야 충분히 나오기 시작한다. 우리는 자는 시간에 초점을 두는 것보다 깨는 시간에 초점을 맞추어야 한다. 멜라토닌은 햇볕을 받게 되면 더욱더 풍부하게 분비된다. 하루 30분 정도의 산책도 수면에 큰 도움이 된다. 이러한 지식들이 불면증 환자분들께 조금이라도 도움이 되었으면 한다.

통풍의 원인과 치료

통풍(痛風)은 아플 통 자와 바람 풍 자를 쓰는, 글자 그대로 바람만 스쳐도 아픈 병이다. 여러 질병 중에서 가장 아픈 병으로 치부한다. 통풍은 주로 엄지발가락 관절에 심한 염증이 생기는 게 주 증상이다. 옛날 왕이나 귀족같이 부유해 잘 먹고 뚱뚱한 사람에게 잘 생긴다 하여 왕의 질병이라고도 불린다. 한국도 최근 들어 서구적 식습관과 수명의 고령화 등으로 통풍 발생률이 점차 증가하는 추세다. 통풍은 단순 관절염이 아니라 영양과잉으로 요산이라고 하는 단백질 찌꺼기 물질이 몸속에 지나치게 축적되면서 관절과 관절 주위조직 그리고 콩팥이나 다른 여러 장기에 침착되면서 발생되는 다양한 질병 균을 총칭한다. 알기 쉽게 피 속 요산 농도가 증가하고, 발작적으로 생기는 급성 관절염이 여러 차례 발생해 관절과 그 주위에 요산 결정에 의한 통풍결절이 침착되면서 관절 변형과 관절기능 장애, 요산 축적에 따른 다양한 콩팥 질환, 요산에 의한 콩팥 통증 등을 모두 통풍이라 할 수 있다. 이런 경우 제때 치료를 하지 않고 방치하면 만성 결절성 통풍으로 진행된다. 이러한 경우 요산이 관절에만 쌓이는 것이 아니라 온 몸의 혈관과 콩팥에도 쌓이면서 고혈압, 만성신장부전 등 치명적인 합병증이 나타날 수 있어 초기에 치료에 신경을 써야 한다. 관절이 아픈 것이 생명에는 지장이 없지만 통풍 환자의 주된 사망 원인은 관절염이 아니라 심장병, 신부전, 중풍 등의 성인병이다.

동양의학에서는 통풍 발작이 생길 때 신속하게 염증과 통증을 가라앉히는 치료에 역점을 두고 있다. 통풍 발작을 잘 조절한 후 고통스러운 통풍 발작이 생기지 않도록 핏속 요산을 낮추는 치료를 해야 한다. 요산의 형성을 억제하거나 배출을 촉진하는 한약으로 혈청 요산을 낮게 유지하면 통풍 발작이 다시 재발하지 않을 뿐만 아니라 통풍에 의한 다양한 합병증도 예방할 수 있다.

마음의 병 우울증(憂鬱症)

❁

생각이 많으면 용기는 달아나는 법, 현대사회는 몸의 병보다 마음의 병으로 고생하시는 분들이 늘어나고 있다. 신체의 병은 증상이 명확하게 보이는 경우가 많아서 전문가를 빨리 찾아가지만, 마음의 병은 어느 정도 불편해야 전문가의 도움을 요청한다. 다 힘들게 사는데 나만 엄살을 부리는 것 같아서 참는 경우도 많다.

우울증 환자분들은 대부분 신체적 불편으로 왔다가 우울증이 발견된 경우이다. 우울증 때문에 전문가를 찾을 때는 이미 심각한 상태에서 지푸라기라도 잡는 심정으로 온 분들이 대부분이다. 나의 오감에 집중하는 그것이 바로 현재를 사는 것이다. 자신이 우울증인지 알아보기 위해서는 우울감과 우울증을 먼저 구별해야 한다. 우울감은 저조한 기분을 느끼는 감정으로, 시간이 지나면 좋아지는 특징이 있다. 우울증은 이런 우울감이 2주 넘게 지속되거나 우울한 기분으로 일상생활이 불가능할 때 우울증으로 판단한다. 흔히 화병(火病)이라 불리는 신체 증상을 동반한 정신병을 우울증으로 본다.

우울증의 증상과 치유법

우울증은 인지, 정서, 행동, 신체적 관점으로 나눠진다. 인지적 관점에서는 무가치감이나 비관적 사고, 자책과 죄책감, 집중이 곤란하고 결정장애가 있는 경우를 일컫는다. 정서적으로 우울감과 슬픔, 울음이나 짜증이 늘어난다. 행동적으로는 무관심과 무기력함이 오고, 신체적으로는 입맛이 없고 수면 불량과 피로감, 성욕 감퇴가 있으며 몸 이곳저곳에 원인 모를 통증도 동반한다.

동양의학에서는 간기울결형(肝氣鬱結形) 경우를 기본으로 다스린다. 몸이 차고 신경이 예민하며 짜증을 잘 내고 가슴이 답답한 형태이다.

우울증으로 고생하는 환자들은 햇빛을 보면서 많이 걷는 것이 효과적이며 규칙적인 운동은 필수다. 우울증 환자를 대할 때는 환자가 즐거움을 느낄 수 있는 행위를 찾도록 도와주면 좋다. 우울증을 질병으로 보지 않고 개인의 나약함이나 의지 부족으로 보는 자세는 좋지 않다. 우울증 환자들은 정서적으로 취약하고 낮은 자존감으로 환경 변화에 민감하기 때문에 섣부른 공감이나 위로는 도움이 되지 않는다. 이야기를 끝까지 들어주고 끈기와 인내로 보살펴주는 것이 중요하다. 우울증 환자도 참으로 분에 넘치는 사랑을 받을 권리가 있다. 자신이 원하는 장소에 머물고 원하는 것을 하는 것이 인생이다.

협착증과 허리관리

인체에 가장 힘의 전달범위가 큰 곳이 허리다. 허리 협착증(狹窄症)은 허리에 일어나는 퇴행성 변화의 일종으로, 척추관과 신경근관 또는 추간공이 좁아져서 생기는 증상을 의미한다. 나이가 들면서 척추 뼈 사이의 간격이 좁아지면 척추의 균형과 불안정성이 커지면서 척추 뼈 뒤쪽에 뼈가 자라나 주변의 신경과 근육을 자극하게 된다. 허리 협착증이 있으면 허리에 통증이 생길 수 있지만, 아침에 일어나면 몸이 굳어지고 뻣뻣해지면서 부담을 안게 되다가 조금씩 움직여주면 부드럽게 풀어지는 특징이 있다. 오래 지나면 간헐적 파행증이라는 증상이 생길 수도 있다.

간헐적 파행은 일상에서 걸음을 걷다 보면 더 이상 걷기가 힘든 상황이 주기적으로 반복되는 현상이다. 간헐적 파행증이 나타나면 어느 정도 걷다가 힘들어서 한 번씩 쉬어가야 한다. 보통은 허리

중앙 부위에 통증이 생기고 다리 뒤쪽이 당겨서 걸음을 지속적으로 걷지 못하게 된다. 다리에 힘이 풀리고 감각이 둔해지면서 발이 허공을 딛는 것 같은 기분이 든다면 증상이 심한 상태라고 보아야 한다.

통상적으로 허리 협착증이라고 하면 수술을 해야 하는 질환으로 잘 알려져 있다. 일반적으로 허리 협착증이라고 하면 경미하거나 중증인 경우는 수술이 아닌 보존적이면서 추나 요법으로 균형을 잡아주는 방법으로도 치료가 충분히 가능하다. 응급상황이 아니라면 협착증으로 판단이 나면 섣부르게 수술부터 결정하기보다는 보존적인 방법으로 치료를 충분히 받은 이후 마지막 수단으로써 수술을 고려해 보는 것을 추천한다.

동양의학으로 본 협착증의 증상과 치료방법

—

동양의학적으로 살펴볼 때 협착증에는 한약으로 강근골 약을 투여하면 연골재생과 신경조직에 많은 도움이 된다. 대표적인 한약재로는 오가피, 두충, 속단, 파고지, 우슬 등의 약재가 도움이 된다. 허리를 다치거나 삐끗해서 증세가 심하다면 혈어기체증(血瘀氣滯症) 약을 쓰고, 다친 데가 없는데 누워 있어도 불편하고 움직이기도 어렵다면 풍한습비증(風寒濕痺症)의 약을 써야 한다. 허리와 다리를 눌렀을 때 아프고, 허리와 무릎이 약하다고 할 때 몸의 열이 부족한 사람은 신양허증(腎陽虛症)약, 열이 과도하게 나타나는 사람은 신음허증(腎陰虛症)약을 사용한다.

허리 협착증으로 고생하는 사람들은 많이 걷고 가벼운 운동을 하는 것이 협착증을 더 악화시키지 않는 방법이다. 걸을 때 간혹 허리 통증이 느껴진다면 아프지 않은 만큼까지라도 걷는 것이 도움이 되며 아울러 탕 목욕을 권한다. 근골격(筋骨格)으로 혈액이 순환될 수 있도록 목욕탕에서 목까지 물에 잠기도록 들어가 앉아 있도록 한다.

허리 협착증으로 고생하시는 분들 대부분이 중년 이상으로 면역력이나 치유력이 떨어져 있다. 그러므로 기본적으로 장기간의 치료와 운동요법이 요구된다. 간헐적 파행이 장기간 지속된 경우에는 허리 협착증이 많이 진행되었다고 볼 수 있기 때문에 꾸준한 관리가 요구된다는 점을 인식해야 한다.

부모님들의 말수 적어지면
우울증과 폐렴을 의심하라

집안의 대소사나 명절 때 등 오랫만에 부모님을 만나면 부모님의 숨어있는 병의 징조를 살펴봐야 한다. 예전보다 말수가 적어지면 노인성 우울증을 의심해야 한다. 때로는 폐렴 같은 각종 감염성 질환에 걸려 기운이 처지면 말수가 적어질 수 있다. 노인들은 감염성 질환이 있어도 일반인보다 열이 나거나 기침이 없을 수 있기 때문이다. 웃옷을 혼자서 입는 걸 힘들어하면 오십견이나 어깨 회전근계 파열을 의심해봐야 한다. 그런 경우 팔을 위로 들기 어렵기 때문이다. 낮 시간인데도 불을 켜고 글씨를 본다면 백내장일 가능성도 의심해야 한다. 백내장이 있으면 시야가 안개 낀 듯 보이고 조금만 어두워도 시력이 뚝 떨어진다. TV를 크게 틀어 놓거나 목소리가 커졌으면 노인성 난청 검사를 해서 귀의 이상 유무를 파악한 뒤 이상이 있을 시 원인적인 치료를 할 필요가 있다. 어딘가에서 소변 지린내가 나면 전립선비대증과 요실금이 있는지 확인해야 한다.

장롱 속 약봉지도 유심히 살펴봐야 한다. 자식들이 걱정할까 건강식품이나 약봉지를 감추는 질병이 있을 수도 있기 때문이다. 집에 체중계를 두고 자주 체중을 재게 하는 것도 중요하다. 노년기에는 자기 체중의 5% 이상만 빠져도 신체에 중대한 변화가 발생했을 수가 있다. 체중 감소는 만성적으로 소화불량이 있거나 치아가 부실해 잘 씹지 못해서 올 수도 있다. 소변 량이 줄면서 부종이 오고, 숨이 차다고 하면 급성 심부전이나 신부전으로 보고 곧바로 응급실을 찾아야 한다. 몸단장을 소홀히 하고, 옷에 때가 많이 묻어 있으면 인지기능 감소를 의심해야 한다. 같은 이야기를 하고 또 하거나, 물건 찾기 등에 어려움을 겪는다면 치매 검사를 받아 보는 게 도움이 된다. 평소와 다른 성격으로 변했거나, 음식 조리처럼 여러 세부 과정을 순차적으로 처리하는 일에 어려움을 격을 때도 치매를 의심해야 한다. 앉았다 일어나는데 오래 걸리고 걸음이 느려졌으면 근감소증 상태일 수 있다. 노인들은 바깥출입이 적어 햇볕 쬐는 양이 적고 운동 부족으로 골다공증이 쉽게 올 수 있으므로 규칙적인 관리를 받을 필요가 있다.

멀리 떨어져 있는 부모님 건강 체크 리스트

1. 체중계 비치(체중변화 확인)
2. 옷 매무새와 집안청결도 관찰(인지 기능 감소)

3. 앉았다 일어나는 모습 관찰(근력 감소)

4. 장롱 속 약봉지 체크(감추는 질병 확인)

5. 지린내(전립선 비대증과 요실금 여부)

6. 팔다리 부기 살펴보기(만성신장병, 심장병 징조) 등

여성들에게 자주 찾아오는 방광염

일년 사계절 중 겨울철에 자주 나타나는 방광염의 주 증상은 소변을 볼 때 느껴지는 따끔거림, 절박뇨, 배뇨 곤란, 치골상부 압통 등이다. 방광염이 급성 초기이거나 젊고 건강한 사람, 면역체계가 정상인 사람들은 치료가 간단하지만 재발이 잦거나 증상이 오래된 경우, 나이가 많고 면역력이 약할 땐 치료 기간이 길어지는 증상을 보인다.

동양의학에서는 크게 3가지 유형으로 분류해 치료한다. 첫 번째, 방광습열(膀胱濕熱)증이다. 전형적인 방광염 증상으로 소변 보는 횟수가 잦으면서 용변 시 소변이 방울처럼 떨어진다. 소변이 탁하고 배뇨할 때 아랫배가 긴장하면서 통증과 절박감이 느껴진다. 식음료의 부조화로 몸속 노폐물의 축적으로 갈증도 나면서 쓰다. 이런 증상을 보이는 방광염 환자는 청열이습(淸熱利濕)하는 한약재를 쓰고 짠 음식을 줄이면서 음식을 조절해야 한다.

두 번째는 음허습열(陰虛濕熱)인데 방광염 증상과 함께 허리가 시큰하면서 머리는 어지럽고 이명도 생기며 갈증도 난다. 이런 증상을 보이는 사람은 더위를 타는 체질이 많은데 과로, 피로, 지나친 음주 등이 원인이다. 이러한 경우 기본적인 음을 보하는 습열을 제거하는 한약을 복용하면 치료가 된다.

셋째, 기체혈어(氣滯血瘀)증인데, 어혈증상이 있으면서 방광염 증상이 주로 나타난다. 밤이면 소변이 불편하고 혀의 가장자리가 검은색을 띠며 아랫배가 긴장이 되고 뒤틀리면서 통증을 느끼고 마음이 안정되지 못해서 화를 잘 내고 입이 쓴 것이 특징이다.

요도염, 과민성 방광염의 증상과 치료법

방광염과 구분이 쉽지 않은 소변 이상 질환으로 요도염과 과민성 방광염이 있다. 요도염 역시 세균성이긴 하지만 방광염보다 세균의 독성이 좀 약하고 세균 수도 적은 편이다. 특히 민감성 방광염은 검사상으로는 잘 나타나지 않는 게 특징이다. 과민성 방광염이 잘 낫지 않고 자주 재발한다면 동양의학적 치료가 근본 치료법이 될 수 있다. 염증이 없는데도 방광염 증상이 잦으면 신경이 쓰이고 불쾌한 느낌이 들며 소변을 자주 보게 된다. 이러한 경우 동양의학에서는 간울기체(肝鬱氣滯)로 인한 증상으로 보며 방광염 증상과 함께 짜증이 늘고 한숨을 잘 쉬고 배가 빵빵한 게 특징이다. 또한 잠이 안 오고 얼굴이 붉어지며 화가 자주 난다. 음허습열(陰虛濕熱)은 방광염 증상과 유사한 원인 중 하나이다. 이러한 증상들은 체력이 떨어지고 식욕이 감퇴하고 허리, 무릎이 시큰거리며 밤에 소변을 많이 보는 것이 특징이다. 동양의학에서는 기를 보하며 근본치료를 원칙으로 한다.

방광염은 수분을 많이 섭취하는 것도 중요하며 식생활에도 유의해야 한다. 전문직으로 장시간 운전, 장시간 컴퓨터일 등 오래 앉아서 일해야 하는 직업인들에게 자주 발생한다. 이러한 경우 외적 요인이 크기 때문에 치료 기간도 길고 재발도 잦다. 이런 증상을 보이는 방광염 환자들은 급하게 폭식을 하거나 야식, 과음 등을 피하고 균형식을 해야 한다. 성생활 후에는 반드시 소변을 보는 게 도움이 되며, 부인들은 폐경기 이후 자주 발생하면 갱년기치료를 병행해야 근본적으로 증상이 호전될 수 있다.

중장년 남성과 여성에게 잦은
전립선 비대증과 방광염

———

본인의 의지와 관계없이 갑자기 소변이 마려워지거나 한번 마렵다고 느끼면 도저히 참을 수가 없는 소변의 이상증상을 절박뇨 또는 급박뇨라 한다. 절박뇨, 급박뇨 증상은 중장년 남성들이 흔히 겪는 배뇨 문제다. 중장년 남성의 배뇨 문제는 전립선 비대 때문으로 알려져 있다. 하지만 전립선 건강을 관리하고 있는데도 갑자기 소변이 마렵거나 참기 힘들 때가 생긴다. 이유는 간단하다. 절박뇨는 전립선 비대로 인한 증상이 아니기 때문이다.

흔히 남성의 배뇨 문제는 전립선이 필요 이상으로 부어오른 전립선 비대 때문으로 알고 있다. 하지만 실제로는 증상에 따라 원인이 제각각이기 때문에 자신의 증상을 명확히 알아야 제대로 관리할 수 있다. 중장년 남성들의 배뇨 문제를 증상별로 구분하면 갑자기 소변이 마렵고 참기 힘든 절박뇨, 소변은 마려운데 잘 나오지 않고 찔끔찔끔 나오는 배뇨 지연, 소변을 봐도 다 나오지 않고 남아 있는 듯한 잔뇨감, 소변을 자주 보는 빈뇨, 잠자는 중에 소변이 마려운 야간뇨 등이 있다. 이 중 절박뇨는 전립선 비대만이 아니라 과민성 방광이나 전립선 비대로 생길 수 있다.

중장년 남성의 배뇨 불편 원인의 하나가 과민성 방광이다. 과민성 방광은 방광기능이 비정상적으로 예민해져 방광에 소변이 조금만 차도 참지 못하는 질환이다. 나이가 들수록 많이 발생하며 남성과 여성의 발생 빈도수는 유사하다. 과민성 방광의 대표적인 증상은 절박뇨다. 갑자기 강한 요의를 느껴 소변을 참지 못하게 되는 것으로 심하면 소변을 지르는 요실금 증상까지 동반한다. 정상적인 방광이라면 150cc 정도 소변이 차면 요의를 느끼고 300~400cc가 차면 배출하게 된다. 하지만 과민성 방광은 50~100cc만 차도 참지 못한다. 하루 한 번 이상 절박뇨 증상이 나타나면 과민성 방광으로 봐야 한다. 과민성 방광은 예민한 방광으로 인해 요의를 자주 느끼게 되므로 빈뇨, 야간뇨 증상도 함께 나타난다. 아울러 방광을 감싸고 있는 괄약근이 약해져도 앞의 증상들을 의심해 봐야 한다.

방광염은 소변이 모이는 방광에 세균 감염이 발생한 것이다. 전체 여성의 절반이 평생 동안 한 번씩 겪을 정도로 흔하다. 주요 증상에는 배뇨통, 빈뇨, 급박뇨, 야간뇨, 하복부 불편, 혈뇨나 소변 악취, 혼탁뇨 등이 있다. 이 질환이 여성에게 많은 것은 요도 길이가 남성보다 짧고 항문으로부터 회음부, 요도 입구가 근접해 있어 세균이 쉽게 집단을 형성해 회음부와 요도로 침입할 수 있기 때문이다. 세균이 요관을 타고 신우와 신장까지 올라가 염증을 일으키면 신우신염이 되는 것을 참고해야 한다.

여름철 빈발하는 요로결석

❁

요로결석(소변이 통하는 통로에 돌이 생기는 증상)은 특히 땀을 많이 흘리는 여름철에 환자가 많이 발생한다. 땀으로 수분이 손실되고 무더위로 진액이 빠져나가니 소변의 농도가 진해져 소변이 농축되면서 요로결석 생성이 쉬워지기 때문이다. 예방을 위해서는 적절한 수분 섭취와 인체에 필요한 진액이 중요하다. 또한 염분이 높은 식품 섭취를 줄이고 레몬, 귤, 오렌지 등과 같이 결석 형성을 억제하는 자연식을 많이 섭취하는 것이 요로결석 예방에 도움이 된다.

요로결석은 남성이 여성보다 두 배는 더 많이 발생한다. 왜냐하면 요도의 길이가 여성보다 2배 길기 때문이다. 요로결석이 생기는 원인은 수분 섭취 감소를 비롯해 요량 저하, 온도·기후·식습관의 요인, 유전적 요인, 신체 상태, 약물 등의 영향을 받는 것으로 알려져 있다. 요로결석이 생기면 옆구리에 경련성 통증이 일어나고 혈뇨, 혼탁뇨, 소변의 악취, 발열과 감염, 오심, 구토 등의 소화기계 증상, 빈뇨나 잔뇨감 등이 동반될 수 있다. 통상적인 치료는 결석의 위치와 크기, 성분, 증상 정도 등에 따라 다양한 방법으로 다스리며 전문가의 도움을 받아야 한다.

항문 괄약근이 느슨해져서 오는 변실금

본인의 의지와 상관없이 소변을 지리는 요실금은 잘 알려졌지만 대변이 새는 변실금은 생소하다는 사람이 많다. 요실금만큼이나 일상생활을 방해하지만 수치심에 병을 숨기는 환자들이 많기 때문이다. 숨기고 싶은 질환, 변실금. 예방은 어떻게 해야 할까?

변실금은 생명을 위협하는 질환은 아니지만 내 의지와 상관없이 변이 새면서 일상생활에 크고 작은 불편을 초래한다. 변의를 못 느끼고 있다가 자기도 모르게 속옷에 배변을 하거나 변의를 느끼기는 하지만 화장실에 가기 전에 급박하게 배변을 본다. 정상적으로 배변하고 뒤처리까지 했지만 이후 조금씩 새어 나오는 변이 속옷에 묻기도 한다. 변실금의 원인은 분만, 당뇨병, 뇌졸중, 뇌종양, 괄약근 손상 등 다양하지만 대체로 나이가 많을수록 발병자가 많아지고 악화되는 경향이 많다. 여성들은 특히 난산과 다산이 문제로 자연분만을 할 때 아이의 머리가 질을 통과하면서 항문 주위 근육(내괄약근과 외괄약근)에 손상을 주기 때문에 변실금이 생긴다. 또한 항문에는 직장과 치골을 당겨주는 올가미 같은 근육(치골직장근)이 있어 직장과 항문의 각도를 유지해 대변이 쉽게 항문 쪽으로 내려올 수 없게 하는데 자연 분만 시 이 근육도 손상을 입었을 수 있다.

젊을 때는 골반, 엉덩이 등 다른 근육들이 강해 대변이 새는 것을 막아주지만 나이가 들면서 항문 주변의 근육과 인대들이 느슨해지면서 내외괄약근이 항문을 조으는 데 도움울 주지 못한다. 치료 방법은 다양하다.

초기 변실금 증상을 완화시키는 방법으로는 항문운동을 해서 괄약근을 강화시키면 변실금 발생이 더뎌질 수 있다.

노화에 의해 항문 내 괄약근이 약해지면 방귀가 조절되지 않아 변실금이 생기게 된다. 처음에는 무른 변이 새다가 시간이 지나면서 단단한 변이 새게 된다. 이러한 경우에는 생활습관의 변화가 중요하다. 변실금을 유발할 수 있는 음식을 피하고 대장을 따뜻하게 하는 음식 위주로 식사조절이 되어야 한다. 식사 직후 운동을 자제하고 규칙적으로 배변하는 습관을 만드는 것이다. 직장 내 대변이 남지 않도록 스스로 관장을 하는 것도 도움이 된다. 또 엉덩이의 대둔근과 허벅지 근육을 강화시켜 항문 괄약근을 강화시키는 운동을 하면 변실금 예방에 도움이 된다.

6장

•

100세 건강을 위한
노년의 건강관리법

백초당한약품 이중희 박사의 40여 년 정성으로 우려낸
한약·음식·자연치유·동양의학으로 내 몸을 살리는
건강하게 행복해지는 100세 자연치유 한방건강법!

가정환경 노년학이 제시하는 집

노년학 교과서에선 '자기 집에서 인생 끝까지 살다가 삶을 마감하는 사람이 가장 행복한 삶을 산 사람'이라고 말하고 있다. 이처럼 행복한 사람이 되려면 거주하는 집 안 환경이 고령생활에 적합해야 하고 안전해야 한다.

우리나라의 통계를 보면 노령인구의 절반이 홀로 가족이다. 은퇴 후에는 혼자 살거나, 노부부끼리만 사는 경우가 대부분인데, 이들은 하루의 80%를 집에서 보낸다. 근력이 떨어지고 인지기능이 감소하면 자기 집에 살면서도 불편감을 느낀다. 낙상, 화재사고 우려도 높아진다.

이러한 거주지에서의 노령세대의 위험요소를 일찍이 인지한 고령사회 선진국인 북유럽과 일본에서는 '가정환경 노년학' 연구를 통해 집에서 잘 지내는 법을 안내하고 있다. 행복한 노년을 위해서는 50~60대부터 노년학에서 제시하는 그런 집을 만들어 거주하길 권장하고 있다.

무엇보다 고령자는 집안 상황을 장악해야 한다. 고령자는 급격한 변화에 대처가 늦기 때문에 집 안 상황을 장악하고 있지 않으면 예기치 않은 사고에 놓일 수가 있다.

거실 소파는 현관과 부엌이 다 보이는 곳에 놓는 게 좋다. 그 자리에서 TV나 신문을 보기를 권장한다. 그 자리가 햇빛이 많이 들어오는 곳이면 최고다.

시계와 달력도 집안 곳곳에 둬야 한다. 나이 들면 시간 가는 것과 요일 변화를 인지하는 능력이 현저히 감소된다. 세월 변화에 둔감하면 빨리 늙는다. 시간과 요일, 하루 활동 일정을 자주 체크하는 것이 정신건강에도 좋다. 노르웨이 보건복지부가 운영하는 고령자 거주 모델하우스에는 15평 규모 아파트에 시계가 9개나 있다. 추억을 구체적으로 회상하는 것은 인지 자극에 좋고 우울감을 줄인다. 오래된 가족사진과 여행 기념품을 눈에 띄는 곳마다 두도록 권한다.

고령자가 자다가 깨서 화장실 가는 일이 잦기 때문에 침실에 화장실이 딸려있는 집에서 지내는 것을 권장한다. 이때 침대 머리맡을 화장실이 보이는 쪽에 둬야 한다. 밤에 자다가 일어났을 때 화장실 가기 편해야 졸린 상태에서 일어날 수 있는 낙상 사고를 사전에 예방할 수 있다. 밤에는 바닥이 깔리는 은은한 조명 장치를 켜거나, 야간에는 화장실에 작은 전구를 켜두는 것이 좋다. 거동이 불편한 노인은 리모트컨트롤로 침대가 위아래로 움직이고 등을 세울 수 있는 이른바 병원 침대를 쓰는 것도 권장해본다.

안전을 염두에 둔 고령자들의 집안 물품 배치

고령자들은 안전사고에 항상 준비돼 있어야 한다. 집안에서 넘어지는 사고는 주로 물기로 인해 미끄러운 화장실과 신발을 벗고 갈아 신는 현관에서 일어난다. 그곳에 손잡이를 설치해야 안전하다. 변기 주변 손잡이는 가능한 양쪽에 설치하여 좌우 아무 손이나 쓸 수 있도록 하는 게 좋다. 여건이 되면 현관에 간이의자를 갖다 놓고, 앉아서 신발을 신고 벗으면 낙상사고를 사전에 방지할 수 있다. 집안에 계단이 있으면, 항상 환하게 하고, 밤에도 조명을 비쳐야 한다. 다리미, 온풍기 등 전기 코드선이 바닥에 널브러진 상태로 노출되지 않게 하고, 여러 전깃줄을 사용할 때는 중간을 묶어서 한 줄로 정리해야 한다. 화장실 수건은 욕실 벽 흰색에 겹쳐서 잘 안 보이는 흰색 수건보다는 샤워 후에도 눈에 잘 띄어 쉽게 잡을 수 있는 빨강이나 초록색 수건을 권한다.

전화기, 휴지, 물컵, 자동차 키 등 자주 찾아 쓰는 물건들은 항상 일정한 곳에 두는 습관을 들여야 한다. 주방과 거실에는 항상 메모판을 비치하여 항상 생각나는 대로 기록을 남겨두는 습관을 권장한다. 기억력 향상에는 아무리 명석한 컴퓨터보다 몽땅 연필이 더 훌륭한 도구이기 때문이다.

건망증으로 냄비를 태우거나 요리를 망치는 일을 막기 위해서는 알람을 적극적으로 활용해야 한다. 버튼을 한 번 누르면 10분, 20분 후 울리는 간이 알람기가 좋다.

나이 들면 고혈압, 당뇨병, 전립선 비대증, 골다공증 등 성인병 질환이 여러 개 더해져 약 먹는 숫자가 늘어난다. 그러다보니 약 먹는 게 하루 중 중요한 일과다. 약을 제대로 복용하려면 아침·저녁 시간대별로, 요일별로 구획된 약통을 사용하는 게 좋다.

일본건강장수의료센터가 제시하는 장수 수칙에서는 약속이 없어도 하루 한번은 집을 나가라고 권장한다. 여러 가게를 둘러보는 것이 인지기능 유지에 도움이 되기 때문이다. 낮 시간 외출은 햇볕 쬐는 양도 늘리고, 멜라토닌 생동을 늘려서 밤잠을 잘 자게 하는데도 확실한 도움이 된다.

노인의 기준이 혼돈되는 시대

사람은 평생을 살면서 나이별로 특성이 뚜렷한 과정을 거친다. 태어나면서부터 1개월까지 신생아로 불린다. 신체적 성장이 가장 활발한 영아기(24개월까지)를 보낸 뒤 유아기(6세 미만)와 유년기(통상 12세까지)를 맞이한다. 더 자라면 소년, 소녀 소리를 들으면서 자란다. 신체 성숙과 정신 발달이 함께 성장하는 청소년기가 지나면 청년기다. 청년기의 연령층은 각 나라 문화나 풍토에 따라 치아가 있다. 한국에서는 2020년 8월부터 시행된 청년기본법이 청년의 범위를 19세 이상 34세 이하로 정의해 놓았다. 옛 문헌에는 청년세대를 새싹이 파랗게 돋아나는 봄철을 뜻하는 청춘으로 칭한다. 통상적으로 10대 후반에서 20대에 걸치는 나이대인 청춘은 인생에서 가장 빛나는 시기다. 평균수명이 지금보다 훨씬 짧았던 옛날에는 16세 전후를 이팔청춘이라고 했다. 지금 법적으로는 30대 초반까지 청춘의 범위가 늘어났다. 사람은 각자 알아서 판단할 문제지만, 청춘의 시간이 길다면 나쁘지는 않다.

법적 기준을 적용한다면 35~49세 장년기, 50~64세 중년기다. 사회와 직장, 가정생활에 충실한 세대다. 장년기를 정점으로 체력이 떨어지고 마음이 약해지며 그동안의 젊음을 유지하기가 버거워진다. 중년기에는 인생 하락장이라는 말이 나오기도 하지만 요즘엔 팔팔한 청춘중년이 넘쳐나는 시대니 '인생 하락장' 운운했다간 주변에서 반감만 살 뿐이다.

영·유아기에서 아동, 청소년, 청년, 장·중년기를 거친 사람은 인생 말년의 노년기를 맞는다. 노인 소리를 듣는 세대다. 콕 집자면 늙었다는 말이니 듣기 좋을 리가 없다. 그나마 노인의 호칭을 부를 나이대가 법적으로 꾸준히 올라 늙은 사람소리를 늦게 듣는 편이다. 이 세상에 태어나 60갑자를 다 지냈다면 장수했다는 덕담을 듣고 환갑잔치도 성대하게 열었던 시절에는 '노인'은 55세로 통용됐다. 평균수명이 70세를 넘긴 1990년 전후 60세로 늘었다가 어느새 65세로 올라갔다. 이제는 60대를 노인으로 부르기를 꺼리는 시대가 됐다.

노인 연령 상향 조정의 문제점

최근 노인 연령 상향 조정 문제가 이슈다. 기준은 70세, 72세, 73세, 75세 등 다양하게 거론된다. 기초연금을 비롯해 노인 장기요양보험 등 주요 복지사업의 수급 연령 기준도 상향될 수밖에 없다. 노인 연령 상향 조정 문제에는 세대별 인구구조 변화에 따른 국가 재정지출 부담 완화와 복지국가 지속 등 여러 가지 요인이 맞물려 있다. 어느 시점이 되면 75세 이상으로 하자는 방안이 공론화할 수도 있겠다. 노년세대는 각자 처한 처지에 따라 생각이 다를 수밖에 없다. 100세 시대, 사람이 더 길게 일하도록 하는 등 안전장치 마련이 필요한 시점이 온 것 같다. 수명이 길어진 만큼 청춘의 업보도 오래 가는 법이다.

얼마 전에 광복군 제3지대 출신으로 일본에 생존하고 있는 유일한 독립유공자 오성규 애국지사가 귀국했다는 뉴스가 전해졌다. 그런데 오 지사의 나이가 백살이라는 소식에 귀를 기울이지 않을 수 없었다. 공항에서부터 곡진한 예로 환영을 받고 보훈병원에서 특별검진을 받고 국내에 정착할 예정이라고 한다. 백 살이 되어서 비로소 누리게 되었다는 점에서 특별한 일이 아닐 수 없다.

독일에서 또 다른 특별한 소식이 들려왔다. 제2차 세계대전 중 유대인 학살에 참여하였다는 이유로 백 살이 된 노인이 재판에 서게 되었다는 뉴스다. 또한 과거사를 반성하는 의도에서 전범의 경우 공소시효를 없애버렸기 때문에 아직도 칠십여 년 전의 범죄행위에 대해 징벌을 가할 수 있다. 따라서 백 살이 된 피고인도 이십대 때 저지른 과오에 대해 처벌을 받을 수밖에 없게 되었다.

젊은 시절의 행보가 중요한 이유는 사람은 살아가면서 맺은 인연의 틀을 벗어날 수 없기 때문이다. 청춘 시절의 업적이나 과오에 대하여 백 살이 되어서도 보답을 받거나 징계를 받는다는 사실은 불교에서 말하는 카르마(karma: 업보)와 다르마(dharma: 공공의 의무)가 엄정하게 연관된 세상에 우리가 살고 있음을 다시 한 번 되새겨준다.

올바르게 장수하려면 젊어서부터 모든 처신에 조심하고 다른 이들에게 피해를 주어서는 안 된다. 초고령사회는 이런 교훈을 새삼 되짚어주는 사회다.

노년기 단백질 섭취방법

노년기 건강유지를 위해선 좋은 단백질을 충분히 섭취해야 질 높은 일상생활을 유지할 수 있다. 좋은 단백질이란 몸에 꼭 필요하지만, 체내에서 합성되지 않는 필수 아미노산이 빠짐없이 들어있는 단백질을 의미한다. 이러한 단백질을 완전 단백질이라 한다. 완전 단백질은 육류나 어류와 같은 동물성식품에 많다. 나이가 들수록 단백질 섭취를 충분히 해야 하는데 우리 실정은 그렇지 않다.

질병관리청에 따르면 우리 국민 1일 육류 섭취량은 남녀 모두 나이가 들수록 줄어든다. 나이가 들어도 젊을 때와 같은 정도로 고기를 먹어줘야 하는데 그렇지 못하다는 의미이다. 육류 외에 달걀, 견과류, 잡곡, 콩 등에도 단백질은 풍부하게 들어있다.

노년기 건강한 삶을 위해선 우선 육류를 매일 100~200g정도 섭취하는 게 좋다. 가급적이면 소고기, 돼지고기 등 적색육은 될 수 있으면 피해야 한다. WHO산하 국제암연구소에서 적색육을 발암 위험성이 높은 식품으로 분류했기 때문이다. 가능하면 닭고기나 오리고기 등의 백색육을 먹는 것이 좋다. 적색육이나 백색육 모두 눈에 보이는 지방은 제거하고 먹는 것이 좋다. 돼지고기는 삼겹살보다 목살, 마블링이 많이 된 소고기보다는 살코기, 닭다리 살보다는 닭가슴살을 추천한다.

육류 다음으로 주요한 단백질 공급원은 밥인데 밥을 지을 때 단백질 함량이 높은 현미, 잡곡, 콩, 팥을 섞어서 짓는 게 좋다. 두부나 두유 등 두류제품과 견과류에도 단백질이 풍부하므로 매일 일정량을 먹으면 좋다. 달걀은 매우 좋은 단백질 식품인데 달걀 1개에 6g 정도의 단백질이 들어있다. 하루에 달걀 6개를 먹으면 돼지고기 150g을 먹는 것과 비슷한 단백질을 섭취할 수 있다. 특히 달걀 노른자에 있는 루테인과 콜린은 눈의 노화를 막아준다.

그 외 하루 1컵의 무설탕 플레인 요구르트를 먹으면 단백질 15g 정도를 섭취할 수 있다. 치아가 좋지 않아서 거친 음식 먹기가 수월하지 않은 노령층은 팥죽이나 소고기죽도 단백질 보충의 좋은 방법이 된다. 닭 가슴살, 요구르트, 견과류, 블루베리 등을 섞어 갈아서 음료를 만들어 먹으면 좋다.

식단을 통해 좋은 단백질을 충분히 섭취해 건강한 노년기를 보낼 수 있기를 기대해본다. 아울러 본인의 체형에 맞는 운동을 해서 근력유지에도 관심을 가져야 종합적인 건강을 보장받는다.

세계 최장수국을 꿈꾸는 한국 여성

✿

몇 년 전 109세를 일기로 삶을 마친 영국 할머니 제시 갤런은 생전 인터뷰에서 "나는 한평생 항상 열심히 일했으며 쉰 날은 손에 꼽을 정도"라고 말했다. 그녀는 자기만의 인생 특급 비밀도 털어놓았다. 내가 오래 사는 진짜 비결은 남자를 멀리 한 것이라는 것이다. 남자란 쓸모는 적고 말썽투성이라는 의미이다. 장수 어록 중에도 '남자는 아내가 있을수록 오래 살고, 여자는 혼자일수록 오래 산다'는 말이 있다.

영국 임페리얼 칼리지 연구팀에 따르면 현재 남성 79.5세 여성 90.8세로 각각 세계 1위가 된다고 한다. 여성 57% 이상이 90세를 넘기고 97% 이상이 86세를 넘게 살 것이라고 한다.

한국도 보건 위생개선과 의료, 복지 발달의 결과로 남녀 평균수명이 80세를 넘기고 있다. 한국의 김치를 비롯한 모든 음식물에는 한국인의 식단이 체질량과 혈압조절 등 종합적인 건강에 이롭다는 분석도 있다. 한국인의 기대 수명이 세계 1위가 된다는 사실과 한국 여성이 세계 최장수 인류가 된다는 뉴스가 놀랍고도 흥미롭다. 한국 남성 기대 수명은 2위인 호주보다 불과 0.1세 많지만 여성은 2위인 프랑스보다 2.2세나 많다.

여성이 남성보다 수명이 긴 원인

여성의 기대 수명이 남성보다 긴 것은 세계 공통 현상이다. 남성들은 주로 질병 사망률뿐 아니라 생활고나 직장 관계로 극단적인 선택과 교통사고로 인한 사망률에서 여성을 압도한다. 남성은 좌뇌를 주로 쓰기 때문에 양쪽 뇌를 쓰는 여성보다 뇌 손상도 쉽다. 미인계가 병법(兵法)으로 통하는 것도 남성이 미녀 앞에서 좌뇌가 활발해져 이성적 판단이 어려워지기 때문이라고 본다.

또한 여성의 폐경을 진화론적 관점에서 장수 비결로 보는 이론도 있다. 성욕을 포기하지 않는 남성과는 달리 여성은 스스로 성욕을 차단해 노년의 에너지 낭비를 줄이도록 진화했다는 것이다.

여성들이 두 시간 동안 통화한 뒤 '그럼 자세한 건 만나서 이야기해' 하며 전화를 끊는다는 말은 단순한 농담이 아니다. 그렇게 얘기 많이 하고 울고 웃으며 감정표현을 해야 된다는 것이다. 여성이 쉽게 다른 사람과 친해지고 잘 어울리는 것도 장수의 한 이유이다. 일본의 장수촌 지역인 나가노는 다른 장수 지역과 달리 남성의 장수 비율이 높다. 그 이유를 조사해보니 이혼율과 졸혼율이 낮고 취업률은 높았다. 할머니는 스스로 알아서 오래 살지만 할아버지는 되도록 혼자 살지 말고 뭐라도 일을 해야 한다는 뜻이다. 기대 수명 남자 부문 세계 1위를 꿈꾸는 한국이 나가노 노인들에게서 배우면 남녀 수명 격차도 세계 최소가 될 수 있지 않을까 생각해 본다.

노화 늦추려면 혼밥 대신 모임을 자주 가져라

🌿

해마다 열리는 동기회에 나가면 세월의 흐름에 따라 동기들이 얼마나 늙어 가는지를 눈으로 직접 확인하게 된다. 동기들 중엔 40~50대까지만 해도 별 차이가 없어 보이지만, 70세만 돼도 천차만별이 된다. 같은 동기인 데도 80세 노인이 앉아 있기도 하고 60세 청년이 서 있기도 하다. 60대 후반부터 노쇠가 본격적으로 시작되기 때문이다. 그렇다면 어떤 친구는 빨리 늙고, 누구는 천천히 늙어 활기찬 인생을 사는가.

한 연구 결과를 보면 당초 누군가와 함께 밥을 먹는 동반식사를 했다가 2년 후 혼밥으로 바뀐 노인들은 줄곧 동반식사한 노인들에 비해 노쇠 발생 위험이 61% 더 높았다. 혼자 식사하다 보면, 영양 부실 식사를 하게 되고, 사회적 고립과 우울증도 높아지기에 노쇠가 빨리 오게 된다. 결과는 혼자 살게 되더라도 밥은 가능한 한 여

럿이 같이 먹는 게 건강하게 사는 데 큰 도움이 된다는 것이다.

아내가 없는 남성이 노쇠가 빨리 왔고, 여성은 남편 없이 혼자 살 경우에 노쇠가 천천히 왔다. 남성에게 아내는 노년 삶에 도움이 되고, 여성은 남편이 노년 삶에 부담으로 작용한다는 해석이다.

혼자 사는 자립도가 높아진 요즘 노년층에게는 다른 결과가 나올 수 있다. 자녀와 손주를 자주 보는 것이 노쇠 예방에 큰 도움이 된다. 특히 손주와 자주 어울리는 노인이 노쇠기가 가장 적었는데, 손주를 3개월에 한 번 이상 만나는 노인은 성공적인 노화를 할 확률이 63% 높았다. 반면 부인이 없는 홀아비는 손주들이 잘 찾아오지 않아 노쇠 발생이 쉽게 찾아왔다. 대개 손주들이 할머니를 더 찾기 때문이다. 치매 예방에 도움이 되는 것은 자녀의 방문뿐이고, 배우자와 사는 것이나 자녀에게 용돈을 받는 것도 도움이 되며 행복지수도 비례해 올라간다.

이 외에도 노쇠를 늦추려면 만성질환을 적극적으로 관리하고, 신체활동을 늘려서 근육을 지키며, 사회활동에 꾸준히 참여하고, 종교활동이나 책 읽는 것을 즐겨야 한다. 단백질과 각종 영양소도 챙겨야 한다. 보행 속도를 놓고 보면 현재의 75세는 10년 전 65세와 같다. 갈수록 노인의 체력이 좋아지고 있다.

하지만 한국인의 평균수명 84세는 크게 늘어나는 것에 비해, 장애 없는 건강수명은 73세로 조금씩 늘어나고 있는 게 문제로 지적

된다. 현재의 노인은 과거의 노인보다 더 오랜 시간을 장애를 갖고 살아가야 한다는 뜻이다. 85세가 되면 장애 발생 원인이 뇌졸중이나 치매보다 노쇠인 경우가 더 많다. 노쇠 직전 단계에서 노쇠 예방 활동을 했을 때, 절반 가량이 2년 만에 노쇠 없는 정상상태로 돌아왔다. 평균수명과 건강수명 격차를 줄이는 노쇠 예방 활동이 초고령사회로 치닫는 대한민국의 최대 건강 이슈다.

노쇠를 막고 활기찬 노년을 맞는 행동 요령 10가지를 제안한다.

1. 신체활동을 늘려서 근육을 유지한다.
2. 만성질환을 선제적으로 관리한다.
3. 미래에 대한 불안으로 현재를 망치면 안 된다.
4. 혼자 밥 먹기를 피하라.
5. 종교활동을 하라.
6. 자연식 위주의 균형 잡힌 식사를 하라.
7. 친구를 많이 사귀고 사회활동에 꾸준히 참여하라.
8. 굽히지 말고 떳떳하게 살라.
9. 최선을 다하여 살라.
10. 올바르게 장수하려면 젊어서부터 모든 처신에 조심하고 다른 이들에게 피해를 주어서는 안 된다.

장수(長壽)는 스스로 만들어가는 것

사람이라면 누구나 건강한 장수를 꿈꾼다. 중국 당나라의 선승 백장회해(百丈懷海, 749~814년)는 나이 들어도 쉬지 않고 농사일을 했는데, 제자들이 일을 하지 못하게 하자 아예 금식하였다.

이 이야기는 '하루 동안 일하지 않으면 식사하지 않는다'는 의미의 백장청규(百丈淸規) 계율이 되었다. 이러한 평범한 자세는 백세인들에게 보편적으로 적용되었으면 한다. 한국에서도 담양의 한 백세인은 손수 대나무 소쿠리를 만들어 주변에 선물로 나누어주고 있다. 백세인의 눈에는 버려지는 대나무 자원이 아깝게 비치기도 하였지만, 자신의 노력으로 바구니를 만들어 활용하려는 의지를 느낄 수 있다. 바구니를 꼼꼼하게 짠 솜씨에 다들 감탄한다. 백세라는 나이에 개의치 않고 당신이 할 수 있는 일, 그리고 필요하거나 말거나 상관치 않고 끊임없이 성실하게 몸을 움직이는 모습에서 노동과 삶의 엄정함을 느낀다. 스스로 찾아서 일하는 백세인의 모습은 카르페 디엠(Carpe Diem) 즉 '오늘에 최선을 다하라'는 철학으로 받아들여진다. 백세인의 삶에는 일을 하지 않은 날에는 먹지를 말라는 자세가 깊숙이 배어 있었다. 한편으론 노동이 건강 장수의 요체임을 보여준다. 백세인이 사는 마을을 찾아가 그들의 생활 패턴과 식이 습관을 관찰하고 각종 운동기능과 마음 다스리는 법을 관찰해보니 스스로 움직일 수 있는 능력이 늘어나고 흡연율과 음주율은 나이가 들수록 줄이며 규칙적인 생활이 활성화되어 있었다. 스스로 부양해야 삶의 질이 높아지고, 나이 탓하기 전에 규칙적인 활동과 자립해서 살아가되 타인과 교류하면서 은퇴 후에도 부지런한 습관을 유지해야 한다. 누구나 서로 미워하지 않고 돕고 사랑해야 평온해질 수 있다. 일손을 놓지 않고 미움을 버리면 평온한 상태로 누구나 장수할 수 있다.

장수 수칙 3강 8조

중국의 철학자 주자가 쓴 유교 경전 대학(大學)의 3강 8조를 은유하여 장수 수칙 3강 8조를 소개한다. 3강은 일종의 장수철학으로 하자, 주자, 배우자이다. 여기에 행동강령에 해당하는 8조는 몸을 움직이자, 마음을 쏟자, 변화에 적응하자, 규칙적이어야 한다. 절제

하자, 나이 탓을 하지 말자, 남의 탓 하지 말자, 평범하게 잘 어울리자 등을 생활 속에 실천하는 것을 말한다.

동양인의 수신철학인 《대학》의 8조목은 수신(修身) 제가(齊家) 치국(治國) 평천하(平天下)라고 말하고 있다. 한마디로 자신을 수양하고 가족과 잘 지내야 나라를 다스려 천하를 통치할 수 있다는 의미이다.

우리나라에 백세인이 집중적으로 몰려 있는 구곡순담(구례, 곡성, 순창, 담양)에도 세월에 따른 변화가 나타난다. 백세인의 특성이 지난 20년간 달라진 것이다. 우선 남자 백세인의 비율이 늘었다. 20년 전 남녀 비율이 1대 12였던 것이 지금은 1대 5로 남성의 비율이 늘었다. 흡연율은 13%에서 3%로 급격히 줄었다. 애초 백세인의 흡연율이 당대 사람들보다 낮았는데, 더 낮아진 것이다. 금연이 장수로 가는 중요한 조건인 셈이다. 음주율도 16%에서 2%로 줄었다. 대신 스스로 움직일 수 있는 활동량은 36%에서 45%로 늘었다. 책을 읽는 백세인의 문해율도 20년 전 13%에서 28%가 돼 두 배 이상으로 늘었고 가족과 동거하는 경우는 90%에서 50%로 절반가량 줄었다. 혼자 사는 백세인도 30%가량 됐다.

이제 21세기는 본인 스스로 부양하고 자립하면서 살아가며 장수하는 시대가 됐다. 백세인의 조건은 자강(自强)과 자립(自立)을 통해 건강 유지를 우선으로 하고, 스스로 생활할 수 있어야 한다. 장수를 위해서는 공생(共生)으로 가야 한다.

인생에 목적이 확고해야 장수한다

최근 미국의사협회지 정신과 편에 삶의 목적 설정과 사망률의 관련성을 조사한 연구가 발표됐다. 연구는 70세 이상 미국노인 약 7000명을 대상으로 했다. 표준화된 설문지를 이용하여 인생의 목적이 얼마나 확고한지를 정량적으로 평가하고 평균 4년간 추적 관찰하면서 사망률을 조사했다. 연구결과, 인생의 목적이 불확실한 사람들은 확고한 사람들에 비해서 전체 사망률이 2.43배 높았다. 사망원인별로 분석해 보았을 때, 인생의 목적이 확고하지 못한 사람들은 특히 심장병, 순환기병, 혈액 질환에 의한 사망률이 높았다.

이런 현상은 무엇을 의미하는 것일까. 인생의 목적이 확고한 사람들은 건강한 생활을 영위하려고 애쓰고 행복감이 높다. 행복감이 높을수록 염증성 사이토카인이 적으며, 체내 스트레스 호르몬인 코르티솔도 적다. 이 때문에 c반응성 단백질과 같은 염증 물질이 적어서 사망률이 낮은 것으로 추정된다. 그들은 수면장애, 우울증, 중풍, 당뇨병, 고혈압 등 만성질환 발병률도 낮은 것으로 보고된다.

이 연구 대상이 70세 이상인 점을 고려하면, 노인이라고 해서 그냥 아무런 생각 없이 삶을 영위하기보다는 분명한 인생의 목적을 설정할 필요가 있음을 시사한다. 젊은 사람만 인생 목적을 분명히 설정하는 것이 아니라 노년층일수록 인생 목적을 분명히 하는 것이 얼마나 중요한지를 연구결과는 명확하게 보여주고 있다. 나이가 많이 들어서도 그처럼 내가 왜 사는 것인지 시간을 갖고 곰곰이 생각해 볼 일이다. 그래야만 희망을 갖고 활동적 삶을 살아갈 동기를 부여받으며 건강하게 장수할 수 있다.

사회적 관계 속에서 같이 장수해야 본인도 장수할 수 있다. 행복은 소유가 아니라 관계에서 찾아온다. 다른 사람을 행복하게 하면 내가 행복하고 내가 행복하면 다른 이도 행복한 것이다. 옛날의 백세인은 생활환경에 잘 적응하며 오래 살아남은 장수형이었다면 이제는 스스로 배우고 공부하여 백세를 만들어가는 형태로 바뀌었다고 볼 수 있다.

앞으로는 스스로 노력하여 과학과 기술을 잘 활용하고 생명 현상과 생활 패턴을 바꾸는 응용 장수 시대를 만들어 가야 할 때다. 노화 문제가 생기면 그것을 해결하는 방식으로 장수를 이어가는 식이 아니라, 건강 행동으로 노화를 선제적으로 줄이고 사회적 은퇴시기를 최대한 연장하며, 은퇴하더라도 부단히 움직이는 생활 패턴으로 사는 것이 최장수로 가는 길이 될 것이다. 올바르게 장수하려면 젊어서부터 모든 처신에 조심하고 다른 이들에게 피해를 주어서는 안 된다는 것도 참고해야 한다.

노년 대비 체질에 맞는 운동과 음식

❧

100세 시대를 살아가는 한국사람이라면 피할 수 없는 인생라이 프가 젊음이 소진된 65세부터 100세까지 35년을 노인으로 살아야 한다는 것이다. 따라서 100세 시대의 한국인은 필수적으로 젊을 때 부터 노년에 대비해야 한다. 경제적인 준비와 외로움을 달래줄 인 간관계도 필요하지만, 가장 중요한 것이 건강이다. 여기저기 아픈 상태로 남은 여생을 살아야 한다면 돈이든 인맥이든 무용지물이 되 고 만다.

건강한 노년생활을 준비하기 위해서는 꼭 지켜야할 다음 사항은 꼭 지키며 생활해야 한다.

첫째, 규칙적인 운동은 필수다. 기운을 유지하기 위해서 동양의 학에서는 기(氣)는 몸을 움직이기 위한 에너지라고 했다. 좋은 기운 은 혈액 순환을 좋게 하고 면역력(免疫力)을 강화해 병에 쉽게 걸리지 않도록 하며 항상 활기찬 생활이 가능하게 한다.

둘째, 사람마다 체질이 다르므로 체질에 맞는 영양분을 적절하게 섭취해야 한다. 동양의학에서는 모든 음식물은 고유의 속성이 있고, 사람 또한 체질에 따른 반응이 다르므로 자신의 체질에 맞는 음식을 먹는 게 중요하다고 봤다. 체질에서 부족한 부분은 음식으로 보충하는 것이 가장 이상적이다.

셋째, 인체의 음양 균형을 맞춰서 살아야 한다. 일반적으로 음양이라면 어렵게 들릴 수 있지만, 예를 들면 열과 수분의 관리 두 가지를 말한다. 열이 너무 많은 양 체질은 그 열을 해소하는 것이 중요하며, 열로 인해 몸이 건조해지지 않도록 해야 도움이 된다. 열이 부족한 음 체질은 몸을 따뜻하게 해서 체온 면역력이 떨어지는 것을 막아야 건강해진다. 정체되기 쉬운 잉여 수분을 땀으로 배출시키는 것도 도움이 된다.

넷째, 스트레스 관리를 잘 해야 한다. 몸 건강 못지않게 중요한 것이 정신건강이다. 평소 스트레스를 관리하기 위해선 명상, 기공, 요가 등으로 관리하거나 종교나 취미생활 등으로 건강한 정신을 유지하는 것도 스트레스 관리에 큰 도움이 된다. 누구나 자신에게 맞는 스트레스 해소법을 만들어야 한다. 정신건강이 무너지면 육체건강에도 막대한 영향을 미치기 때문에 스트레스가 과도하게 쌓이지 않도록 해야 한다.

다섯째, 건강을 관리해 줄 전문가를 주변에 두도록 한다. 동양의학적인 도움이 필요하면 동양의학의 전문가를 찾아가 도움을 받는 것이 이치에 맞다. 노년기의 경제적인 여유를 위해 젊을 때부터 연금과 보험을 준비하듯이 건강한 노년을 위한 준비도 청년기부터 준비를 해야 한다.

노인성 통증(痛症)

우리 몸은 체내의 이상 징후에 따라 여러 가지 통증이 발생할 수 있는 요인이 많다. 단순히 통증만 없애는 치료는 몇 달간은 효과가 있겠지만 다시 재발할 위험이 높고, 이런 치료를 반복하다 보면 내성이 생겨 나중에는 통증효과도 별로 없게 된다는 점을 유의해야 한다.

노인성 통증 중에서 가장 많은 것이 신양허(腎陽虛), 신음허(腎陰虛) 통증이다. 신양허(腎陽虛) 통증은 만성적이고 체력이 빨리 소진돼 피로하고 기운이 없어지면서 허리와 무릎에 통증이 많이 발생하며 손발이 차지고 추위를 많이 탄다. 반면 신음허(腎陰虛) 통증은 만성적이고 허리가 아프며, 가끔 어지럼증을 호소하고 손발이 뜨거우면서 입과 목이 건조해진다. 이 통증들은 지속적으로 아프다 보니 나중엔 면역력도 약해지므로 기력을 보(補)하는 한약을 1년에 계절

별로 먹으면서 병이 오기 전에 사전관리를 해 주는 게 노인성 통증에 도움이 된다.

노인분들은 탕 목욕을 자주하면 노인성 동통 질환과 치매와 뇌졸중 등 종합적인 노인성 질환을 사전에 예방하는데 큰 도움이 된다. 일본사람들이 세계 최장수국 1위를 차지하는 것도 사전에 건강관리에 신경을 쓰면서 자신의 몸과 마음관리를 철저히 하기 때문이 아닐까 생각해본다.

탕 목욕을 규칙적으로 하면 노인성 질환에 드는 비용과 고통의 절반은 감소한다. 탕 목욕은 어떤 물리치료보다 효과가 좋다. 피부관리와 사람의 냄새, 해독, 치매 예방은 물론이고 기혈(氣血)의 순환이 좋아지므로 통증치료에도 많은 도움을 준다. 그러나 장시간 탕 목욕은 피해야 한다. 땀을 과도하게 흘리면 오히려 체력이 허약해지고 인체에 필요한 진액이 고갈되므로 주의가 요구된다.

동맥경화와 치매(癡呆),
운동의 관계

최근 들어 심장에 필요한 동력전달장치인 스텐스 또는 모터로 심장을 관리하는 사람이 늘어나고 있는 추세다. 동맥경화(動脈硬化) 및 동맥비대증으로 좁아진 혈관에 피를 내보내는 것은 심장에 큰 부담을 준다. 일반적으로 운동할 때 심장이 강하고 빠르게 뛰는 것도 마찬가지다. 둘 다 심장에 부담을 주지만 동맥경화는 병으로 보고 운동은 인체에 도움을 주는 약으로 본다. 두 개의 부담은 형태가 전혀 다르다. 동맥경화는 심장에 지속적인 부담을 주지만 운동은 중간에 쉬며 간헐적인 부담을 준다. 운동 후 쉴 때 관상동맥이 재생되어 심장이 튼튼해진다. 운동만큼 휴식도 중요하다는 의미가 담겨 있다고 보아야 한다.

암 환자들이 체온을 1도 올리면 암치료에 도움이 된다. 암 환자들이 온탕 등 열 자극으로 암을 치료하는 원리는 체온이 오르면 면역이 항진되는 것을 이용하는 것으로 이해하면 된다. 일부 사람들은 평소에도 체온을 높여 암을 예방하자는 주장까지 하는데 이 경우는 체온이 높아지면 산소 소모가 늘어 암 유발 인자인 유해산소가 증가한다는 것을 간과한 주장으로 보인다. 암치료를 위해 체온을 간헐적으로 올리는 것은 몰라도, 체온을 계속 높게 유지하는 것은 좋은 방법이 아니다. 사람의 체온이 36.5도로 유지되어 온 이유가 있다. 운동은 이롭고 노동은 해롭다고 말한다. 둘의 차이점은 적절하게 쉬느냐 아니냐의 여부이다. 운동할 때는 적절하게 쉬어 건강을 얻지만, 노동할 때는 제대로 쉬지 못해 병에 걸릴 수 있다. 제대로 쉬지 않으면 운동도 노동이 될 수 있다.

평소 치매를 예방하는 4가지 생활습관

대부분의 사람들은 스트레스를 만병의 근원처럼 여기지만 완전히 없애는 것은 사실상 어려우며 적당한 스트레스는 건강에 도움을 주기도 한다. 바람직한 힐링은 스트레스를 없애는 것이 아니라 적절하게 쉬며 스트레스를 간헐적으로 만드는 일이 건강한 것이다. 부담과 휴식이 교차해야 인체 건강에 도움이 되는 것이다. 뼈와 근육을 만드는 일은 단시간에 이룰 수 없으므로 치매 발병 위험요인이 싹트는 중년기부터 꾸준히 운동을 해서, 근육을 많이 만들어 두어야 노년에 치매로 고생하지 않는다. 나이 들어도 운동을 하면 근육이 생기니, 고령자도 마른 체중을 키우는 게 치매 발생 위험을 줄이는 길이다.

평소에 치매에 걸리지 않도록 예방하는 4가지 예방법을 소개하면 다음과 같다.

첫째, 뇌졸중에 걸리지 않아야 한다. 뇌가 망가져도 뇌의 여러 부분들이 힘을 합쳐 능력을 유지할 수 있는데 뇌졸중에 걸리면 뇌세포의 절대수가 부족해진다. 그래서 치매에 훨씬 더 잘 걸린다. 그러므로 뇌졸중 예방을 위해 성인병 관리를 잘하고 규칙적인 운동을 열심히 해야 한다.

둘째, 골고루 균형 있는 식사를 해야 하며 이때 혼밥은 금지한다.

셋째, 우울증을 앓지 말아야 하며 평소에도 부정적인 감정에서 얼른 벗어나야 한다.

마지막으로 어려서부터 책을 읽어주는 등 자녀의 지적 성장에 관심이 많은 부모를 만나야 한다. 이것은 내가 선택할 수 없는 일이니 우리 아이들에게 그런 부모가 되도록 노력한다.

이것이 치매 예방주사보다 더 현실적인 방법이 아닐까 생각해 본다.

최고의 치매예방법, 뇌(腦)운동

한국은 치매(癡呆) 인구 100만 시대다. 대표적인 고령질환인 만큼 평균수명이 길어지고 노년층이 늘면서 치매에 걸리는 사람 역시 늘고 있는 게 현실이다. 세계에서 가장 장수국인 일본도 치매 환자는 600만 명이 넘는다. 치매는 한 번 걸리면 회복이 힘들다. 최고의 치료법은 예방에 있다. 치매는 두뇌 기능 이상에 의해 발생하므로 두뇌 활성화를 통해 신경세포와 이들의 연결망인 신경 네트워크를 강화하는 것이 치매 예방의 첫걸음이다. 뇌 조직이 굵어지면 노화와 치매에 저항성이 생기는 원리다.

뇌는 인체 장기(臟器) 중에서도 매우 튼튼한 장기여서 매일 제대로 사용한다면 그렇게 쉽게 쇠퇴하지 않는다. 치매와 밀접한 뇌 노화를 늦추는 방법을 찾아야 한다.

치매의 벽을 넘는 일상의 건강습관법

———

치매의 벽을 넘을 수 있는 일상생활과 운동법을 소개하면 우선 한번에 5~6초씩 서너 번 정도 깊게 숨을 들이마시고 내쉬는 심호흡을 하는 것만으로도 뇌에 도움이 된다. 더 많은 산소 공급을 해주기 때문이다. 두뇌는 몸에서 산소를 가장 많이 요구하는 곳으로 몸속 산소의 30%를 소모한다.

자연스럽게 호흡을 촉진하는 노래 부르기도 같은 원리로 도움이 된다. 식당이나 주방에서도 뇌운동을 할 수 있다.

음식점에서 메뉴를 선택할 때 다른 사람에게 맡기지 않고 스스로 고민하고 선택하는 것으로도 뇌는 활성화된다. 조리 순서를 생각하고 간을 맞추거나 불세기를 조절하는 요리는 최고의 뇌운동 중 하나이다.

식물을 키우는 것도 두뇌활동에 도움을 준다. 특히 농업(農業)은 뇌업(腦業)이라 할 만큼 뇌를 많이 쓴다. 변화무쌍한 날씨를 상대로 일하는 만큼 예상 외의 일이 많이 생기고 이를 대처하려면 계획과 문제 해결 등 고등정신작용을 관장하는 전두엽(前頭葉)을 많이 쓰기 때문이다. 정원이나 텃밭에서 일하다 보면 많이 쬐는 햇볕이 뇌 속 신경전달물질인 세로토닌 분비량을 증가시켜주는 건 덤으로 따라온다.

매일 일기를 쓰는 것도 뇌 활성화에 큰 도움이 된다. 일기장의 메모가 모이면 평생의 생활상이 모이게 된다. 우울증 치료법 중엔 회화용법이라는 방법이 있을 정도로 우울한 기분이나 스트레스를 털어내 주는 효과도 있다.

이 밖에 새로 개봉한 영화나 공연, 스포츠 경기를 관람하러 다니면 뇌에 긍정적인 자극을 주므로 동기유발을 제공한다. 전두엽은 새롭고 신기한 것에 반응하기 때문에 비일상적 공간에서 새로운 것을 즐기는 것이 도움이 된다.

비슷한 원리로 스스로 계획을 세우고 여러 판단이 필요한 자유여행이나 배낭여행도 전두엽을 활성화한다. 나이가 들면 많은 것에 흥미가 떨어지기 쉽고 생각은 굳어지고 시야는 좁아지지만 스스로 계획을 세우고 머리를 쓰는 일을 하다보면 뇌 활성화에 긍정적인 여건을 조성할 수 있다.

사람의 일생은 의미가 없는 삶이다. 나이 탓에 소비가 줄고, 옷차림에도 크게 신경 쓰지 않는다. 하지만 이런 검소한 삶이 뇌에는 오히려 안 좋은 영향을 미칠 수 있다. 돈을 쓰는 행위 자체가 주어진 예산 안에서 최대 만족을 얻기 위한 고도의 두뇌활동이기 때문에 생활에 해를 끼치지 않는 적절한 사치는 오히려 뇌에 도움이 된다.

멋 부림 역시 뇌를 운동시키는 행동요법이다. 멋을 내면 행동 범위를 넓혀주고 감정을 젊게 해주는 방식으로 뇌를 깨운다.

아일랜드 극작가 버나드 쇼는 '늙어서 즐기지 못하는 것이 아니라 즐기지 않아서 늙는다'라는 유명한 말을 남겼다. 뇌 건강과 직결되는 말이다. 와다 히데키 박사는 실제 82~83세에 치매가 시작되는 사람이 많은 것은 '80세가 됐으니 골프는 그만 쳐야지, 80세가 됐으니 배우는 것도 그만둬야지'라며 심리적으로 위축되는 사람이 많기 때문이라며 계속할 수 있다면 계속 즐기라고 했다.

건강은 노력하는 만큼 보상을 받는 법이다. 노력도 해보지 않고 손 떼는 것은 자기 자신에 대한 무책임이요 불성실이다.

일본 나가노지역이 장수촌이 된 이유

🌸

일본 중부지역에 위치한 나가노는 험준한 고봉준산들이 즐비한 '일본의 알프스'라 불리는 곳이다. 내륙의 가난한 산간지역에 불과했던 나가노지역이 최근 오키나와를 제치고 최장수지역으로 부상하며 주목받고 있다. 장수촌은 자연 혜택에 의한 지역과 인위적 노력에 의한 장수지역으로 구분할 수 있는데, 나가노지역은 사회제도를 바꾸고 주민들의 식습관 개선과 운동 프로그램으로 장수를 달성한 대표적인 인위적 장수촌이다.

나가노의 의료시스템을 살펴보면 동양의학과 서양의학의 통합의료체계를 갖추었다. 산간 마을에 소재한 후지미고겐 병원의 의사들은 주5일 근무 중 하루는 환자들의 집으로 찾아가는 왕진 의료를 하고 있다. 일본에서는 의료인의 신뢰를 엄청 높게 평가하며 백세를 넘긴 환자들의 대부분이 의료인의 손을 꼭 잡고 선생님 앞에서

죽고 싶소, 하면서 절대적인 신뢰를 표현하는 경우가 허다하다. 병원을 찾아오는 환자만을 보면 경제적으로는 이득이 되나, 이 지역에 내려온 방문 의료 전통에 따라 찾아가는 의료를 실천한다는 장인정신이 투철하므로 전통을 존중하는 모습은 감탄하지 않을 수 없다. 방문 의료 결과, 나이 든 환자들의 병원 입원율이 크게 감소되고, 삶의 질과 행복지수, 자기 만족도가 매우 높게 유지되고 있다. 환자의 집을 찾아가는 의사들은 병만 보는 것이 아니라 생활습관이나 거주 환경까지 직접 볼 수 있기 때문에 건강과 질병 관리에 폭넓은 조언을 아끼지 않는다. 동양의학에서 강조하는 식의(食醫, 옛날 궁중에서는 식의를 두며 음식으로 병을 못 고치면 약으로도 못 고친다고 설파한 내용)와 유사한 의료관리를 하고 있다.

백세인의 건강 관리 비법

여러 백세인을 만나면서, 그들 삶의 모습에 감동할 때가 많았다. 배움에 연령적 한계가 있을 수 없음에도 대개 나이 듦과 배움을 대척적으로 생각하는 경향이 있다. 일본인 백세인 쇼지 사브로(1906~2013년) 박사는 이런 편견을 완전히 깨버렸다. 당시 101세였던 분이 65세 은퇴 후에 한국어를, 80세에는 중국어, 100세에는 러시아어, 103세에는 브라질어를 새롭게 배워서, 전 세계를 돌아다

니며 강연했다는 기록을 세웠다. 자신의 몸 건강을 위해서는 사브로식 검도 체조를 개발하여 스스로 실천하였다. 그 결과 백살이라고는 도저히 믿기지 않는 균형성과 유연성을 유지하였으며 식습관으로는 오래 씹는 것을 주변에 권장했던 것으로 전해진다. 음식을 오래 씹으면 뇌에서 인지능력을 결정하는 해마 부위 신경활동을 강화하는 효과가 있기에 식습관과 건강 장수의 연관성은 매우 크다. 나이가 들어도 결코 망설이지 않고 배우는 자세, 건강을 위한 지속적인 신체운동과 오래 씹는 습관이 장수에 이르게 했음이 분명하다. 장수인들을 보면 건강 장수로 가는 길은 그렇게 복잡하지 않으며, 일상의 일들을 꾸준하고 균형 있게 해나가기만 하면 된다는 것을 우리에게 명확하게 전해주고 있다.

70청춘의 비결

❀

사람은 나이가 들면 실수를 자주 하는 경우가 많다. 건망증(健忘症)으로 부담을 가지게 된다. 건망증을 고치는 방법으로서는 첫째, 기억을 되살리기 위해서는 기록하는 것을 생활화해야 한다. 둘째, 일상생활태도를 바로 잡는 것, 셋째, 몸을 단련하는 것과 같은 방법이다. 기억하는 방법에서는 우선 요점을 기록해 두는 것이다. 중년기에 들어선 사람들은 손쉽게 기억하려는 경향을 없애야 한다. 그러자면 기록해 두는 습관을 붙여야 한다.

기억력이 가장 나빠지는 때는 첫째 졸음이 올 때, 둘째 피곤할 때, 셋째 몹시 바쁠 때이다. 어떤 중요한 일을 생각할 때는 전날부터 머릿속에서 기억을 반복한다든가 입속으로 외우는 것이 효과적이다. 머리, 귀, 입, 눈, 손의 연결선을 잘 활동시키면 기억력이 배로 높아진다. 생활방식을 바로 가지는 것 또한 중요하다.

하루하루를 창조적인 생활로 이어 나가야 한다. 오늘보다 나은 내일 그 무엇인가를 계획하고 만들려고 한다면 색다른 일을 설계하고 실천하는 것이다.

다음으로 몸을 항상 단련시켜야 한다. 건강한 몸에서 건강한 정신을 유지하기 때문이다.

다음으로 호르몬(내분비)은 그리스어로 자극한다. 각성시킨다. 라는 뜻을 가지는 말이다. 호르몬은 몸과 마음의 균형을 보존하기 위하여 인체의 정보를 전달하여 자극하는 화학물질이다. 인체는 호르몬이 있음으로 유지된다. 땀, 침, 위액 등은 기관으로부터 도관을 통해 밖으로 분비되기에 외분비라고 하나 호르몬은 이와 달리 조직이나 기관을 거치지 않고 직접 피나 체액 안으로 들어간다. 호르몬은 크게 3가지 계통으로 나누어진다. 내분비기관에서 분비되는 호르몬 예를 들면 췌장에서 분비되는 인슐린, 갑상선에서 분비되는 티록신 등이다. 그외에 면역계통의 호르몬, 뇌 내 호르몬(뇌 안에서 만들어지는 엔돌핀) 등이 있다.

호르몬의 역할을 보면 환경에서 적응 즉 외부로부터 몸과 마음에 가해지는 영향에 대하여 몸의 활동을 조절한다. 즉 면역력의 조절이다. 생식과 미용에 관여하면서 남녀 성과 성생활의 본능에 관계하고 여성의 성주기와 미를 보존한다. 성장과 발육에 참가하며 에너지를 만들고 저장한다. 지식, 정서, 뜻의 작용에서 뇌나 신경의 활동을 조절하여 지적작업, 정서활동, 의사소통과 같은 인간의 정신활동과 몸과 마음의 휴식과 활동에 율동적으로 작용한다. 이러한 역할이 서로 엉켜 인체에 필요한 기능을 수행한다. 몸에서 분비되는 호르몬은 각각 필요한 양이 결정되어 있으므로 정상 값보다 조금이라도 많아지거나 적어지면 몸과 마음에 나쁜 영향을 준다. 대부분의 질병은 호르몬 균형의 파탄에 기인한다 해도 과언이 아니다. 호르몬의 작용을 능숙하게 조정하는 것이야말로 건강하고 활력 있는 인생을 보내는 기본으로 본다.

낙천적, 긍정적으로 살아야 장수한다

———

아무튼 멋진 장수비결은 낙관적으로 사는 데 있다. 무슨 일이든 어떤 기분 감정으로 어떻게 대하는가에 따라 건강은 좋아질 수도 있고 나빠질 수도 있다는 것이 현대의학으로 증명되었다. 항상 유쾌하게 생활하면 언제나 젊고 건강하며 그 어떤 병에도 걸리지 않고 장수할 수 있다. 아무리 기분 나쁜 일이 닥치더라도 사태를 진취적으로, 긍정적으로 대하면 정신건강에 좋다는 것이 생리적으로 논증되었다. 물건은 보기 탓이고, 마음은 가지기 탓이라고, 마음을 어떻게 가지는가에 따라 몸 안에서의 호르몬 분비가 차이나기 때문이다. 호르몬이란 몸 안의 세포와 세포 사이의 정보를 전달하는 물질로써 뇌수와 지령을 세포에 전달해 주는 일종의 생화학물질이다.

몸과 마음은 동떨어진 것이 결코 아니다. 소원을 실현하는데서 마음을 어떻게 가지는가 하는 것이 중요하다. 흔히 좋은 생각을 하면 좋은 일이 생기나 나쁜 생각을 하면 나쁜 일이 생긴다고 하는데 실제 생리적으로 좋은 생각을 하면 뇌수에서 좋은 호르몬이 나온다. 이 호르몬은 사람의 기분을 좋게 하고 무엇인가 해보고 싶은 의욕을 북돋아 줄 뿐 아니라 잠재했던 뇌수가 동작하여 자기 자신도 상상하지 못했던 능력을 발휘하게 한다는 것이다. 또 쓰라린 체험이나 과거의 일들에 위축되지 않고 그것을 잃어버리는 인내력도 생기게 된다.

이렇게 모든 것이 갖추어지면 저절로 사람이 바라는 소원이 실현될 수 있는 확률은 자연스럽게 비약적으로 높아지기 마련이다. 예로부터 덕망이 높은 사람들은 높은 수준에서 세상을 굽어보면서 사람들을 감화시키는 힘을 가지고 있었는데 어느 시대를 막론하고 오래 살았다는 것을 찾아 볼 수 있다.

기분상태와 건강의 관계를 보면 그 어떤 활동을 할 때 생겨나는 심리 흥분상태를 말한다. 기분상태를 크게 두 가지로 나눌 수 있다. 하나는 분노와 초조감, 두려움, 슬픔, 불만 등 불쾌한 기분상태이다. 이러한 나쁜 기분상태는 인체기관과 근육, 내분비선에 나쁜 자극을 주게 되며 건강과 장수에 손상을 준다. 다른 하나는 좋은 기분상태로 희망 근육, 내분비선에 좋은 자극을 주며 건강과 장수에 도움을 주게 된다.

나쁜 기분상태는 인체의 건강에 어떤 해로운 점이 있는가? 사람이 어떤 슬픔에 잠겼을 때 산해진미를 다 가져다 놓아도 맛도 없고 먹기가 부담 된다. 그러나 즐거울 때에는 변변치 못한 음식도 맛있게 먹는다. 결과적으로 나쁜 기분상태는 사람의 신경계통의 커다란 자극을 주어 중추신경계통의 균형이 무너지게 된다. 또한 나쁜 기분상태는 내장기관인 위의 근육을 긴장시키고 아픔이 오게 하며 위궤양과 같은 심한 병이 생기게 한다. 아울러 암, 성인병, 심장 혈관병 등의 발병률이 높아지며 사망의 확률이 높아지고 수명을 단축되게 한다. 이와는 반대로 좋은 기분상태는 건강을 증진시키고 수명을 연장시킨다. 장수자들 중에는 성격이 괴팍하고 침울한 사람이 없다는 사실이 이를 증명한다. 장수자들은 대부분 성격이 활달한 낙관주의자들이 많다는 결론이다.

자연에서 건강하게 잘사는
한방 100세 건강법

지은이 · 이중희

펴낸이 · 박현숙
책임편집 · 맹한승
기획 · 강영자
마케팅 · 이영숙

표지디자인 · 정태성
본문디자인 · 투에스북디자인

펴낸곳 · 도서출판 깊은샘
등 록 · 1980년 2월 6일(등록번호 제2-69호)
주 소 · 서울 용산구 원효로80길 5-15 2층
전 화 · 02-764-3018 | **팩 스** · 02-764-3011
이메일 · kpsm80@hanmail.net

초판 1쇄 인쇄 2024년 6월 5일
초판 1쇄 발행 2024년 6월 15일

ISBN 978-89-7416-269-6 (03510)
값 18,000원